临床常用骨科基础及骨科创伤诊疗

宋 磊 著

中国纺织出版社有限公司

图书在版编目(CIP)数据

临床常用骨科基础及骨科创伤诊疗 / 宋磊著. --北京：中国纺织出版社有限公司，2022.9

ISBN 978-7-5180-9778-4

Ⅰ.①临…　Ⅱ.①宋…　Ⅲ.①骨损伤－诊疗　Ⅳ.①R683

中国版本图书馆 CIP 数据核字(2022)第 150018 号

责任编辑：樊雅莉　　　责任校对：寇晨晨　　　责任印制：王艳丽

中国纺织出版社有限公司出版发行

地址：北京市朝阳区百子湾东里 A407 号楼　邮政编码：100124

销售电话：010－67004422　传真：010－87155801

http://www.c-textilep.com

中国纺织出版社天猫旗舰店

官方微博 http://weibo.com/2119887771

唐山玺诚印务有限公司印刷　各地新华书店经销

2022 年 9 月第 1 版第 1 次印刷

开本：880×1230　1/32　印张：4.5

字数：99 千字　定价：78.00 元

前　言

　　骨科是临床医学重要的组成部分,随着医学的快速发展和各科专业分工的进一步细化,以及高新技术如影像学技术、介入放射技术、内镜和腔镜技术等在医学领域的广泛应用,骨科专业在近年来取得了一系列进步。为了在广大临床医师中普及和更新骨科的诊断知识,满足骨科专业人员以及基层医务工作者的临床需要,编者在参阅国内外相关研究进展的基础上,结合相关的临床经验编写了本书。

　　本书包括骨科基础相关知识和骨科创伤及其诊治方面的内容,详细介绍了骨科影像学检查、骨科夹板固定和支具治疗。对创伤骨科中的上臂骨折、前臂骨折和胫腓骨骨干骨折等内容也进行了具体的论述和分析。本书立足临床实践,力求内容实用、重点突出,以期为相关的工作者和研究者提供借鉴和参考。

　　本书在撰写过程中借鉴了大量文献与部分学者的理论,在此一一表示感谢。但由于时间所限加之精力有限,书中难免存在疏漏与不足之处,希望同仁给予批评指正,共同进步。

著　者

2022 年 7 月

目　录

第一章　骨科影像学检查

第一节　骨科X线检查

一、X线检查显像原理

X线通过患者不同组织衰减信号形成伦琴影像。信号衰减与组织密度相关,在金属中衰减最多,其次为皮质骨、软组织、水、脂肪和空气。X线片上高衰减物质如金属材料、皮质骨呈白色,水和软组织呈可变的灰影,而脂肪呈现较深的灰影,空气呈黑色影像。

二、X线检查的分类

1.X线透视

常用于骨折固定或术中检查,评价关节的异常运动及复杂的骨结构等。

2.电子计算机X线成像

X线图像被转换成二维空间数字化排列,能够在计算机中传输、显示并以数字化方式储存。这种成像较普通X线成像的优点在于:为获得骨与软组织的最佳显像,图像对比度和密度可以自如调整;图像储存与重新获取更加容易,适合于大量图像保存;CR图像可以远距离电子传输、交流讨论。

三、X 线检查位置选择

选择正确的 X 线检查及投照体位,对获得正确的诊断和防止误诊、漏诊和避免重复拍摄,减少经济损失和患者痛苦具有重要作用。临床医生申请 X 线检查时应包括检查部位和投照体位,常用的投照体位如下。

1.正位

根据底片位置的不同又分为前后正位和后前正位,X 线球管在拍摄部位前方投照,底片在后方是前后正位,反之 X 线球管在拍摄部位后方投照,底片在前方为后前正位。

2.侧位

X 线球管在患者的一侧,底片在另一侧,投照后获得侧位片。正位片和侧位片相结合,绝大多数情况可获得被检查部位的完整影像。

3.斜位

如侧位片上影像结构重叠阴影太多时,需投照斜位片。如果脊柱检查时为显示椎间孔和椎板结构也需申请斜位片。髋臼检查时需投照闭孔斜位和髂骨斜位,骶髂关节在解剖上是偏斜的,也需斜位片才能分清骶髂关节间隙。

4.特殊体位

(1)轴位:有些部位因为解剖结构的特殊,正、侧位 X 线片不能显示全部结构,需摄照轴位片,如跟骨、髌骨、腕关节、肩胛骨的喙突等部位。

(2)开口位:寰椎、枢椎(第 1、第 2 颈椎)在正位片上正好被门齿和下颌骨重叠,无法看清,开口位 X 线片可避免结构重叠,清楚地看到齿状突骨折、寰枢椎脱位、齿状突发育畸形等病变。

(3)脊柱运动检查:脊柱正位、侧位结合前屈、后伸两动力位片可反映脊柱创伤后的隐匿性损伤、脊柱不稳和椎间盘退变等情况。

5.双侧对比检查

四肢部位的病变,有时要投照健侧 X 线片进行对比分析,才能获得正确诊断。

6.断层摄影检查

利用 X 线焦距的不同,使病变分层显示影像,减少组织重叠带来的伪影,可以观察到病变中心的情况,用于肿瘤、椎体爆裂性骨折等检查。

由于 CT 技术的出现,目前该方法已较少使用,主要用于评估金属内植物固定后骨折的愈合情况。

四、X 线片在创伤骨科中的临床应用

X 线片检查是评估创伤的主要方法之一,可以快速、准确地判断骨折部位、类型,系列化 X 线片检查还可以监测骨折愈合情况和并发症的发生。

第二节　骨与关节 X 线投照要求

临床医生应根据骨与关节疾病填好 X 线申请单,包括检查部位等,X 线投照范围必须包括骨与关节周围的软组织,四肢长骨一端的病变必须包括邻近的关节。X 线投照体位有常规位置和特殊位置两种。

一、X 线检查常规位置

1.正位

分前后正位和后前正位,常规采用前后正位。

2.侧位

与正位照片结合起来可获得被检查部位的完整影像。

3.斜位

侧位片上重叠阴影太多无法清晰显示时,可拍摄斜位片,多用于脊柱和手足。为显示椎间孔、椎板或椎弓根峡部等病变,脊柱 X 线检查应行斜位像检查。骶髂关节在斜位片上可以较骨盆正位片更清楚地显示骶髂关节间隙。其他骨关节的斜位像包括:肩胛骨关节盂、腕舟骨、腕大多角骨、胫腓上关节等。

二、X 线检查特殊位置

1.轴位

常规 X 线检查正侧位不能显示病变的全部时可加照轴位片,如髌骨、跟骨、肩胛骨喙突、尺骨鹰嘴、腕关节、跖趾关节和颅底等正侧位常常看不清病变,轴位片上可以显示病变。

2.切线位

用于轮廓呈弧形弯曲的部位或骨表面肿物,如头部、面部和肋骨等。

3.双侧对比 X 线片

在人体两侧对称的骨关节中,如果病变的征象较轻微而诊断困难或疑为发育异常时,有时需要健侧对比方能做出诊断,如儿童髋关节疾病、肩锁关节半脱位、踝关节韧带松弛等。

4.开口位

颈部寰枢椎正位被牙齿和下颌重叠,无法看清,开口位可以看到寰枢椎脱位、齿状突骨折、齿状突发育畸形等病变。

5.脊柱动力位片

颈椎和腰椎的动力位片是让患者过度伸展和屈曲位照侧位片,以显示运动状况下病变处的情况。多用于了解脊柱有无不稳、椎间盘有无退变等情况。对于脊柱侧凸的患者还有正位悬吊像、支点弯曲像和左右侧屈正位像来判定侧弯的柔韧性,去旋转像用于清楚显示椎体结构。

第三节　脊髓造影

脊髓造影(CTM)是将造影剂注入蛛网膜下隙,借以检查椎管内病变的一种影像学技术。脊髓造影可以帮助明确椎管内病变,如脊髓内、外的压迫及脊柱解剖结构的损伤和病变所形成的神经压迫(椎间盘、骨赘、骨折片、肿瘤等)。同时可以帮助确定病变的节段水平和范围。在诊断不清时可以行脊髓造影帮助鉴别诊断。尤其是进行 CT 扫描时,为了增强脊髓与占位性病变之间的对比度,将水溶性造影剂注入蛛网膜下隙后,在 CT 扫描的断层上可清晰显示硬膜囊内外的结构。此外,采用高质量水溶性造影剂的脊髓造影还可以帮助研究椎管动态条件下形态和容量的变化,此为磁共振不具备的优点。但此项技术为侵袭性检查,不宜列为常规检查项目。由于磁共振的快速发展,基本能够代替脊髓造影检查,应为首选。若患者有磁共振禁忌证则可选择脊髓造影代替。全身情况差、穿刺局部皮肤有炎症和碘剂过敏者应列为造影禁忌证,此外某些无手术指征或不宜手术的病例不宜选择。另外,穿刺造影术后应该注意:①有无迟发性碘过敏反应;②有无局部不适;③有无发热;④有无头晕等神经症反应。如果出现上述反应,应该及时密切观察病情,找到原因,对因或对症治疗。

目前常用的造影剂为水溶性碘剂,分离子型和非离子型造影剂两类。非离子型水溶性碘造影剂 Omnipaque 是目前最理想的造影剂。脊髓造影能清楚显示椎间盘突出、椎管狭窄及椎管内占位病变及脊髓本身的一些畸形。脊髓造影可分为颈椎椎管造影、胸椎椎管造影及腰椎椎管造影。

颈椎椎管造影有两种途径:腰椎穿刺椎管造影和小脑延髓池穿刺造影。前者为上行性造影,后者为下行性造影。前者易操作、安全,但造影剂在蛛网膜下隙行程长,容易弥散,主要集中于颈椎,显影有时效果不佳;后者难度稍大、有一定的危险,但造影效果比较好。

胸椎管和腰椎管造影一般选择 $L_{4\sim5}$ 或 $L_{3\sim4}$ 棘突间隙作为穿刺点。注入造影剂后应拍摄仰卧和俯卧的前后位、水平侧位和左右 45°斜位片,必要时拍摄立位片。有些患者只有在某些体位下才能诱发出症状,此时,可以利用脊髓造影可以动态观察的优点在能够诱发出症状的体位下拍摄 X 线片。脊髓造影的征象在不同患者身上可以有不同的表现,椎管狭窄的患者正位可见造影剂呈节段性中断或狭窄,如表现为"宝葫芦"状或"蜂腰"状改变。仰卧水平侧位片可清楚显示病变部位硬膜囊背侧充盈缺损或凹陷,其变化程度与病变相一致。神经根管或侧隐窝狭窄可见造影剂于神经根袖下方梗阻,致使神经根袖呈锯齿状;或神经根自硬膜囊发出后即完全受阻呈"截断状"。造影可以帮助手术方法的选择。如造影显示狭窄主要在椎间盘、小关节平面,而棘突下仍然有较多的造影剂积存("蜂腰"状表现),CT 仅显示侧隐窝狭窄、黄韧带肥厚,则需要做黄韧带及其附着处部分椎板切除及侧隐窝减压,保留棘突及部分椎板作为稳定结构。如果显示全椎管狭窄,CT 显示椎板及小关节有明显肥厚,则需做广泛椎板切除减压、内固定。椎间盘突出症患者则显示相应节段水平的硬膜充盈缺损,神经根袖消失或变形,有少数患者呈不全梗阻状态。中央型椎间盘突出症患者在脊髓造影正位像椎间隙水平造影剂呈沙漏型、面幕型或折断样缺损;侧位像椎间隙水平造影剂柱前缘内陷,其深度超过 2 mm。椎间盘后外侧突出时,在正位及斜位像上,可见造影剂有单侧压迹,伴神经根袖偏斜、抬高或截断。但应该指出,某些患者仅能在侧位造影片上观察到硬膜囊腹侧圆滑的压迹,不能盲目做出诊断,应结合临床考虑。脊髓纵裂是一种少见的畸形,是椎管在生长过程中闭合不良所致的发育障碍,表现为在椎管中有骨性或膜性间隔,将脊髓或马尾分成左右两半,脊髓造影可见脊髓正中有线状低密度影像。髓内肿瘤脊髓造影表现为脊髓呈对称性或不对称性梭形膨大,蛛网膜下隙狭窄并向侧方移位。当椎管完全梗阻时,断端呈正中杯口样压迫。髓外肿瘤、脊柱结核及脊柱外伤骨折等均可显示脊髓受压。

第四节　计算机体层显像

计算机体层显像(CT)是 20 世纪 70 年代才发展起来的诊断技术。其基本原理是 X 线穿射人体经部分吸收后被检测器所接收,检测器接收射线的强弱取决于人体横断面的组织密度,骨组织吸收较多的 X 线,检测器将测得一个比较微弱的信号,CT 值高,呈白色。相反,脂肪组织、空气则吸收较少的 X 线,将检测到一个比较强的信号,CT 值低,呈黑色。所测得的不同强度信号经过计算机处理后显示出图像。CT 由原始的第一代发展到第四代及螺旋 CT 机,其扫描速度快、冠状或矢状面重建的空间分辨率高;可行血管造影,不需要重复扫描而患者受辐射剂量减少;可行三维重建、薄层图像重建等;可立体角度呈现骨骼与邻近结构的解剖情况,对于了解病变和制定手术计划很有帮助,如先天性脊柱侧弯等的三维重建。高分辨率 CT 能够从躯干的横断面图像观察脊柱、骨盆及四肢关节较复杂的解剖部位和病变,有分辨软组织的能力,不受骨骼、内脏遮盖的影响,应用价值较 X 线高。但CT 也有一定的自限性,可出现假阳性和假阴性。如在 CT 上不易区分椎间盘膨出或突出。CT 在骨科可以应用于以下情况。

一、普通 X 线投照不易充分暴露的解剖部位

例如骨盆、骶骨、髋关节、肩胛骨、肩关节、胸骨、胸锁关节、脊椎(特别是上颈椎、颈胸段、胸椎等)、颞颌关节、跗骨、颅骨及颅底诸骨及腕部诸骨等,在普通 X 线检查时常投照困难,不易清晰暴露,而在 CT 上则可清晰显示。因而当疑有这些部位病变时,CT 是首选或不可缺少的补充检查。

二、脊柱创伤

对脊柱创伤的患者,通过 CT 检查可明确脊椎骨折的类型,发现普通 X 线片上未被发现的骨折,观察骨折片是否已嵌入椎管,骨折对脊髓的影响,有无血肿及血肿的部位、范围等。对颈椎,特别是 C_1、C_2 的骨折及椎弓、椎板的骨折,往往只有在 CT 上才能显示。

三、骨盆、髋关节及骶骨创伤

CT 可检查出普通 X 线上难以发现的一些骨折,特别是并发于髋脱位的髋臼前缘、后缘撕脱性骨折,股骨头的隐匿性骨折及关节内骨软骨性游离体等。对骨盆、骶骨的骨折,CT 也比普通 X 线片显示得清楚。CT 上还可观察到创伤后血肿情况,通过强化检查可观察到是否合并有血管损伤及哪支血管受损。

四、胸锁关节脱位

普通 X 线片上较难判断胸锁关节脱位,但在 CT 上凭着锁骨与胸骨的关系,可明确诊断出锁骨是否有前方或后方脱位,以及有无合并小的撕脱性骨折等。

五、其他特殊部位的创伤

CT 对一些特殊部位的创伤,如髋骨骨折、脱位或半脱位,胫骨平台骨折,钩骨钩骨折,跟骨、跗骨骨折及跖跗关节脱位等,均能清晰显示,优于普通 X 线检查。

六、骨髓炎

急性骨髓炎时,CT 可早期检测出软组织肿胀、肌间脂肪间隔的消失、皮下脂肪浑浊及干骺端骨质的轻度虫蚀样破坏,因而有利于急性骨髓炎的早期诊断,并可观察到炎症在髓腔内的蔓延范围。偶尔还可见到骨内或(和)软组织内有气体积聚或出现气—液平面。在慢性骨髓炎中,CT 对发现死骨也较普通 X 线敏感。

七、骨关节结核

CT 可发现骨关节结核时的早期骨破坏,有无寒性脓肿及范围,是否有死骨存在等,其敏感性超过普通 X 线检查。对关节结核,CT 可早期发现骨膜的肿胀、积液及骨质的侵蚀。但在脊柱结核中,为观察椎间隙是否变窄,应做冠状面的重建,在横断扫描中无法判断。

八、椎管狭窄

对颈椎综合征和腰背痛患者,普通 X 线检查常难发现其病因,CT 应列为此类患者的优选检查方法。它可以比较可靠地发现骨性椎管及侧隐窝、椎间孔是否狭窄,有无黄韧带的肥厚,椎间盘有无膨出或脱出,椎间盘脱出的方向及与神经根、鞘囊的关系,神经根有无移位、水肿或肿瘤,椎间盘有无变性、坏死或液化等。

九、骨肿瘤

普通 X 线检查对骨肿瘤的诊断已积累了较丰富的经验,CT可作为补充的诊断手段。CT 的优点在于:①发现早期和轻微的骨质破坏;②发现轻微的骨膜反应;③可比较清楚地显示肿瘤在骨髓及软组织内的蔓延范围,有利于外科医师确定手术范围;④CT上可判断肿瘤与邻近结构的关系,特别是肿瘤与周围神经血管束的关系,为手术设计提供重要信息。CT 对检测骨转移瘤,特别是颅骨、脊柱、胸骨、肩胛骨、骨盆、骶骨等处的早期骨转移,要比普通 X 线检查敏感得多。

十、软组织病变

普通 X 线检查由于密度分辨率较差,对软组织病变的诊断能力有限。CT 则有较高的密度分辨率,软组织中的皮肤、皮下脂肪层、肌肉结构、血管及肌束之间的脂肪间隔皆清晰可见,因而可明确诊断出软组织的炎症性或肿瘤性病变。

此外,根据对病变的 CT 值测量,可判断是脂肪性、囊性抑或实性肿瘤。通过强化扫描,可对血管瘤做出定性诊断。

第五节　磁共振成像(MRI)

近年来,磁共振成像(MRI)发展迅速,目前已用于除消化道及肺周边部分以外全身各部位的检查。在骨科领域,用于椎间盘病变及骨髓腔的松质骨病变的检查效果较好。

一、磁共振成像原理

原子核中的质子或中子数若为奇数或二者之和为奇数时,该原子核便具有自旋和带电的特性。带电原子核绕自旋轴作自旋运动，产生电流，在其周围产生微磁场及磁矩。这样的原子核具有微磁性，是一个微磁体。

由于物质中的原子是成群存在的，各原子核自旋轴的排列并不规则，磁场作用彼此抵消了。如果物体被置于稳定、均匀的强大静磁场内，各原子核在外磁场作用下将调整方向，各自旋轴按与静磁场平行的方向排列。这个过程称为原子核极化，是磁共振发生的基本条件。此时原子核只能顺外磁场或逆外磁场而自旋，大多数顺外磁场排列。

若按一定方向和序列，对极化原子核发射短暂的射频脉冲，将产生一个与静磁场成一定交角（如 $90°$ 或 $180°$ 等）的交变磁场。此时，极化原子核的自旋轴在交变磁场作用下发生偏转，离开与静磁场相平行的位置，采取新的自旋方向，并绕静磁场轴如同地球绕太阳般转动，称进动。当射频脉冲电流的频率与原子核转动频率一致时，原子核可吸收射频脉冲的能量。一旦射频脉冲停止，原子核又以电磁波形式将吸收的能量释放出来，这种现象就是磁共振。

能量释放是一个过程，由强到弱以至消失，称为自由感应衰减或 FID。所发出的电磁波就是磁共振信号，或称 FID 信号。FID 信号反映了所测物体内含某种原子核的密度。人体中具有自旋和带电特性的原子不少，如 ^1H、^{13}C、^{19}F、^{23}Ha、^{31}P 等，均可作为磁共振成像的检测对象。目前多以氢核质子（^1H）在磁共振中的有关变化作为医学成像的信号来源，因为人体组织含水量平均高达 75%，而且各种健康组织之间含水量约有 15% 的差别。人体组织中的氢核质子浓度 P 无疑是磁共振成像的重要参数，但并非唯一参数。

能量释放过程所经历的时间称为弛豫时间。由于不同健康组织之间及同一组织不同生理或病理状态下，弛豫时间有区别或变化,因此弛豫时间的变化也可作为磁共振成像的参数,反映组织生理和生化状态。

弛豫时间分为 T_1 和 T_2 两种。T_1 是自原子核发出 FID 信号至其自旋轴回到与静磁场平行位置所需的时间,称为纵向弛豫时间或自旋-晶格弛豫时间。T_1 可反映原子核与其周围环境的相互关系。T_2 是自原子核发出 FID 信号至信号消失,回到以静磁场主轴成角的取向位置所需的时间,称为横向弛豫时间或自旋-自旋弛豫时间。T_2 反映邻近原子核间的相互关系。

由此可见,磁共振可提供氢核质子 P,弛豫时间 T_1 及 T_2 等多种成像参数。磁共振成像技术就是根据测定的上述参数值,经电子计算机运算处理后,进行图像重建,显示组织、器官和病变的影像。

二、磁共振检查在骨科的应用

1.运动系统组织正常 MRI 影像(下表)

表　运动系统组织正常 MRI 影像

组织	T_1	T_2
脂肪、肌间隔	白	淡灰
肌肉	灰	灰
空气、骨皮质	黑	黑
肌髓、韧带	黑	黑
纤维组织	黑	黑
软骨盘	黑	黑
黄骨髓	白	淡灰
关节软骨	灰	灰
神经	灰	灰
血管	黑	黑

2.脊柱病变

MRI在骨科主要用于诊断脊柱方面的疾病。

(1)椎间盘突出:在 MRI 片上可很清楚地看到椎间盘的形态及突出的程度。在诊断颈椎、胸椎间盘突出方面效果明显优于 CT。

(2)椎管狭窄:在显示硬脊膜囊受压部位及受压程度方面,优于 CT,但在诊断骨性椎管是否狭窄方面不如 CT。

(3)椎管内肿瘤:能清晰显示椎管内肿瘤的形态、大小及与脊髓的关系,效果明显优于 CT。

(4)脊髓病变:可显示脊髓有无萎缩、坏死及有无脊髓空洞等病变。

(5)椎体或椎间隙感染:在 T_1 加权像上显示信号强度一致性降低,T_2 加权像上信号增强。其灵敏性高于 X 线片和CT,特异性高于核素扫描。

3.其他骨科疾病

(1)肿瘤:对骨肿瘤和软组织肿瘤能够确定其大小、形态及与周围组织的关系。还能确定某些肿瘤的性质,如脂肪瘤、血管瘤等。

(2)股骨头缺血性坏死:坏死灶表现为 T_1 加权像上出现信号减低区,其阳性率非常高,优于 CT 及核素骨显像。

(3)膝关节病变:对交叉韧带和侧副韧带的完全断裂可以显示,但对无显著移位的撕脱伤和不完全断裂伤难以辨认。对半月板的显示效果也欠佳。

临床常用骨科基础及骨科创伤诊疗

第六节 放射性核素检查

一、放射性核素检查的物质条件、方式和种类

(一)放射性核素检查的必备物质条件

核素显像的必备物质条件包括显像剂、显像仪器和检查场所。

1.显像剂

用于脏器组织或病灶显像的放射性药物,包括放射性核素及其标志物。目前常用显像的放射性核素包括^{99m}Tc、^{67}Ga、^{201}TI、^{131}I、^8F、^{15}O、^{11}C 等,其中^{99m}Tc、^{131}I 常为 γ 相机的显像剂,以^{99m}Tc 最为理想;^8F、^{15}O 则适合于正电子发射断层仪使用。

2.显像仪器

(1)扫描仪:为旧式的核医学仪器,由 γ 闪烁探测器、探测移动支架、电子线路或打印显像装置组成。其诊断价值有限,目前已基本淘汰。

(2)γ 相机:为核医学最基本的显像仪器,由直径 300～600mm 的 γ 闪烁探测器、探测器支架、计算机操纵运算台和显示器等部件组成。体内放射线穿过组织后由 γ 闪烁探测器探测到定位脉冲信号,由计算机采集和处理,最后以不同的灰度或颜色和不同的方式显示出脏器和病变的影像。

(3)单光子发射断层仪(SPET):为我国三甲医院核医学科不可缺少的仪器。单光子即 γ 光子,为区别 X－CT 仪将单光子发射断层显像称为 ECT。最常用者为旋转型 γ 相机。

(4)正电子发射断层仪(PET):正电子是不稳定放射性核素

· 14 ·

在衰变过程中放射出的一种电子。它被放射出来在组织运行距离很短,不超过 3mm,便被存在于组织中的负电子中和,质量消失,转换为两个方向相反、能量相对的 γ 光子。正电子发射断层仪是专门为探测正电子湮灭辐射时产生的这一对 γ 光子而设计的显像仪器,它是目前研究肿瘤代谢、心脑代谢的理想仪器。

3.检查场所

在医院多为开放性放射性工作场所,可设在普通建筑物的一端或一层,与非放射性工作场所分开。有单独的出入口,工作间应按三区制原则配置。①非活性区:即清洁区,包括医生办公室等;②低活性区:为基本不直接操作区,如检查室;③高活性区:为直接操作区,尤其在高活性区,要配置屏蔽防护,包括防护墙、防护屏、围裙等。

(二)放射性核素检查的方式和种类

1.静态显像与动态显像

(1)静态显像:当显像剂在脏器内或病变处的浓度处于稳定状态时进行显像称为静态显像,多用于观察脏器和病变的位置、大小、形态和放射性分布。根据脏器整体和局部放射性高低的差异,可对脏器的整体和局部功能做出判断。为常用的诊断骨科疾病的核素显像方法。

(2)动态显像:显像剂随血流流经和灌注脏器组织或被脏器组织不等地摄取排泄或在脏器内反复充盈和射出等过程,造成脏器的放射性在数量或位置上随时间变化,用 γ 相机以一定速度连续采集并反复观察该过程,通过计算机处理并计算出动态过程中的各种参数,最终反映脏器的组织血供和功能等。各种活动性的关节病、急性骨髓炎均可进行动态显像,用以判断局部的血流状况。

（3）多相显像：动、静态显像联合进行，称为多相显像。

2.局部显像与全身显像

（1）局部显像：局部显像是根据临床提示对身体的某一部位或某一脏器进行显像，如关节显像、肢体显像或脊柱的某一段显像等，都为局部显像。临床大部分情况都用局部显像，特别是动态显像只能进行局部显像。

（2）全身显像：利用γ相机的放射性探测器沿体表、头脚方向匀速运动，依次采集全身各部位的放射性，将它们显示为全身影像。常用于全身骨骼显像、骨髓显像、炎症显像，探测未知部位的炎症或感染灶，肿瘤显像探测转移灶或原发灶等，有重要的临床应用价值。为核医学优于 X 线诊断的一大特点。

3.平面显像和断层显像

（1）平面显像：将放射性显像装置的放射性探测器置于体表的一定位置采集脏器或病灶的放射性影像，称为平面显像。

（2）断层显像：用特殊的放射性显像装置，如 SPET 或 PET，可以像 X 线、CT 一样，在体表连续或间断采集多方位平面影像数据，再经计算机重建成各种断层影像，如横断面、冠状位、矢状位断层。

4.阳性显像和阴性显像

（1）阳性显像：又称热区显像，是指放射性聚集高于正常组织的放射性，为异常。如炎症显像、肿瘤显像等均为阳性显像。

（2）阴性显像：又称冷区显像，是放射性聚集低于正常组织或完全缺失，如骨髓显像用于诊断骨梗死属冷区显像。在股骨头坏死早期，病灶显影也属于阴性显像。此外，还可对图像进行放大与缩小、二维与三维重建显像等处理。

二、放射性核素检查在骨科的应用

(一)骨科常用核素显像方法

1.骨骼显像

(1)显像剂:^{99m}Tc标志的磷酸盐类化合物,为骨显像最为广泛的显像剂。

(2)显像方法:在静脉注射0.4 mci/kg^{99m}Tc-MDP后3~4小时,进行全身前后位骨显像。这种显像方法主要适用于探测骨转移瘤、代谢性疾病和其他全身性骨病,必要时需进行SPET断层显像。

(3)影像分析:①正常骨显像,正常全身骨骼显影清晰,放射性分布左右对称。血运丰富和代谢活跃的松质骨,如颅骨、胸骨、肋骨、脊椎骨、长骨的骺端,放射性核素聚集较多,以后前位相上的骶髂关节放射性活动度最高,长骨骨干等骨密质聚集较少;②异常影像,骨显像出现放射性浓聚区是因病损区的骨代谢异常,出现反应性新生骨而浓聚了大量的骨显影剂。这种放射性显影异常在疾病的早期即可出现,而X线片出现异常密度,则需要一定的时间,这就是骨显像能较X线诊断提前发现病损区的原因。骨反应期可分为3个阶段:第一阶段,骨核素显像异常,而X线片尚未见异常;第二阶段,骨核素显像明显异常,X线片可见骨密度改变;第三阶段,骨形成反应性骨接近静止,代谢活动降低,骨核素显像结果可为正常,而X线片见骨密度明显异常。所以在不同阶段,X线片与骨核素显像表现不完全相同,应结合临床进行综合分析。大多数的异常影像学表现单灶或多灶性的放射性增高,如骨折、转移瘤等;少数表现放射性摄取减少或局部缺损,如溶骨性骨肿瘤、肉芽肿和缺血性坏死等;有的则出现全身性骨摄取减少,如严重心力衰竭或维生素 D 缺乏症等。

(4)适应证:①骨转移瘤的筛选诊断;②骨转移瘤的活检定位;③在骨髓炎早期,尤其是 X 线检查无异常改变时,用于发现与鉴别骨髓炎;④人工关节置换部位疼痛,帮助鉴别感染和关节松动;⑤探测和评价骨关节炎累及的范围及类风湿关节炎、痛风、糖尿病性关节炎等;⑥压缩性骨折及骨缺血性坏死的诊断和随访;⑦X 线常规检查正常的骨痛或某些良性病灶,难以定性、定位时,可考虑骨核素显像。

2.骨髓显像

(1)显像剂:骨髓显像较为理想的显像剂为短半衰期核素标记的小颗粒胶体粒子,以 ^{99m}Tc 标记胶体颗粒较好。

(2)显像方法:静脉注射 15～20 mL ^{99m}Tc 标记毫微胶体后 20～30 分钟开始显像。首先嘱患者排空膀胱,先获得腰椎和盆腔的前后位影像,后记录全身骨显像获得全身的骨髓显像。

(3)图像分析:①正常所见,^{99m}Tc 标记的毫微胶体 75% 分布在肝、脾,其余分布在颅骨、椎体、胸骨、肋骨、盆腔,尤其是骶髂关节及股骨、肱骨的近端,在骨组织的分布是均匀的,无任何冷区或热区出现;②异常所见,广泛、弥散性的改变主要出现在造血系统病变。在多发性骨髓瘤,出现单一或多个放射性缺损,转移瘤灶也表现为缺损;局灶性的放射性增加,可以出现在骨髓炎及恶性肿瘤如骨肉瘤、软骨肉瘤、尤文肉瘤等。

(4)适应证:①多发性骨髓瘤的诊断;②慢性骨髓炎的协助诊断;③除外骨转移瘤;④骨巨细胞瘤、纤维肉瘤等的协助诊断;⑤股骨头无菌性坏死的诊断。

3.炎症显像

是探查未知炎症病灶或对怀疑的部位进行评价以肯定或除外炎症。目前的炎症显像包括感染和非感染性炎症显像,是一种阳性显像,常用于炎症显像的放射性药物包括^{67}Ga 放射性核素标记白细胞、^{99m}Tc-HIG 及放射性核素标记单克隆抗体等。其显像方法与骨显像差不多,^{67}Ga 在注射后 72 小时显像,标记白细胞和HIG 可在静脉注射后 3～6 小时显像。根据需要可进行全身和(或)局部显像或断层显像。

4.肿瘤显像

肿瘤显像是核医学的一大课题,其内容广泛、机制复杂,除了单克隆或多克隆抗体显像外,还有^{131}I 显像及^{131}I 标记 MIBG 显像,^{131}I 也可用于肿瘤的显像。目前有关骨肿瘤的显像主要是^{99m}Tc-MDP 全身骨显像和局部的重点显像。

5.关节显像

^{99m}Tc 标记的磷酸复合物是关节显像较好且灵敏的显像剂,其使用剂量与骨显像类似。显像在静脉注射示踪剂后 2 小时进行,通常先进行前后位全身骨显像,然后依具体需要对关节进行多方位显像或 SPET 显像等。

(二)临床应用

1.原发骨肿瘤

(1)良性骨肿瘤和肿瘤样病灶:在良性骨肿瘤的诊断中,骨显像有一定的临床价值。特别是对骨痛的患者,X 线检查无异常,骨扫描却有助于发现病变;或一些较小病灶,X 线检查难以显示而骨显像十分明显。如骨样骨瘤,X 线检查无异常发现,而在骨显像则出现十分明显的"热区",放射性自显影证实肿瘤中心放射性摄取大大高于肿瘤周围的硬化部分。骨血管瘤和骨囊肿在骨扫描影像上显示受累周边区正常或轻度增高和中心区减低,即所谓的"面包圈征",该征象是骨血管瘤和骨囊肿与恶性肿瘤鉴别的重要征象。

(2)恶性骨肿瘤:年轻人的骨肉瘤及老年人的多发生骨髓瘤、骨恶性组织细胞瘤、脊索瘤等都可以用核素显像检查,其骨显像和骨髓显像表现类型具有高度提示诊断作用。多发性骨髓瘤在骨显像受累处表现为放射性增高,骨髓显像显示为单个或多个放射性稀疏和缺损区。骨的恶性组织细胞瘤在骨显像时表现为病灶周围放射性摄取增高,中间正常或减低;骨髓显像则表现为受累部位放射性摄取增高。而脊索瘤在骨显像上表现为放射性摄取正常或减少,骨髓显像则病灶处放射性摄取显著增高。在骨原发恶性肿瘤的诊断中,骨显像的应用非常重要,一方面可以帮助确定累及的范围,另一方面可以发现他处转移灶,甚至于骨外转移灶。

2.骨转移瘤

核素显像在骨转移瘤诊断的重要作用是筛选诊断和定位活检,此外也常用于骨转移癌患者放、化疗和激素治疗后效果的评价。尤其是临床高度怀疑骨转移,X线检查发现不定性病灶,可用骨显像进一步证实。首先是根据病灶出现的数量,如多个高浓聚灶高度提示骨转移,单个病灶如出现在脊柱、骨盆或四肢长骨,而临床又有原发灶时,提示骨转移可能;其次是病灶摄取的程度,特别显著增高,恶性可能大,反之则恶性程度小。另外,24小时延迟显像,仍可见浓聚灶,则高度提示恶性肿瘤。

3.创伤

核素显像用于创伤主要是对某些复杂部位骨折X线检查显示不清时,如骶尾骨、胸骨的骨折;或骨折开始无典型X线征象,如腕舟骨、骨盆骨折等。尤其是骨质疏松的老年骨折患者,只要有条件就应该用骨显像检查。骨显像在骨折后的表现可分3个阶段:①急性期(损伤2~4周内),在骨折处出现弥散性放射性摄取增高;②修复期(8~12周),骨折部位可见到明显的放射性异常,此时可出现明显的线性改变;③愈合期(12 周以后),示踪剂摄取逐渐减少,直到恢复正常。60％的骨折在骨显像恢复正常约需 1 年,需 2 年者达90％。老年人尤其是有骨质疏松的,时间需延长。

4.化脓性骨髓炎

对急性化脓性骨髓炎的诊断,核素骨显像优于任何其他影像学检查手段。

三、骨骼、关节放射性核素检查的局限性

应用放射性核素作骨、关节显像,最主要的缺点是特异性不高,在多数情况下除了能较灵敏和较早期地证实和显示骨、关节受损区域外,难以从骨、关节显像图上对孤立的局限性放射性增高区做出明确诊断。因此,对骨、关节异常显像图的分析,要结合病史、临床体征及 X 线摄片检查等结果,进行全面综合分析,才能得出正确的诊断。

第七节　B 超检查

一、B 超概念及使用原理

B 超具有良好指向性及与光相似的反射、散射、衰减,还有多普勒效应特性。利用其不同的物理参数,使用不同类型的超声诊断仪器,采用各种扫描方法,将超声射入人体内,在组织中传播,正常组织与病理组织的声阻抗存在差异时,组成的界面会发生反射和散射,其回声信号接收,加以检波等处理,显示为波形、曲线或图像等。各种组织的界面形态、组织器官的运动状况和对 B 超的吸收程度等不同。熟悉正常组织与病理组织的超声特征,临床再结合生理、病理解剖知识与观察、分析、总结,可以对患病部位、

性质或功能障碍程度做出概括甚至肯定性判断。

二、B超发展的历史

(1)普通"黑白"B超。

(2)彩色B超。

(3)三维B超。

三、B超在骨科的临床应用范围

B超与X线片、CT扫描、磁共振信号属于骨科四大辅助检查,在骨科的应用范围大致概括为以下8点。

(1)运动系统组织感染病变应用:如软组织化脓性感染、化脓性骨髓炎、化脓性关节炎、骨与关节结核及炎症等。

(2)骨科肿瘤应用:确定肿瘤的组织性质、形态、体积、范围、定位以及与周边组织的关系。

(3)运动系统腔室及大关节概况分析:如脊柱椎管腔隙体积测定,水肿、积液、囊内组织性质分辨。

(4)运动系统及脉管系统损伤和状态分析:如肌肉、肌腱或韧带断裂,软组织血肿,膝关节半月板损伤,骨筋膜室综合征,甚至骨折等。

(5)幼儿骨组织早期病变分析。

(6)异物探测。

(7)病变及手术操作定位。

(8)运动系统软组织形态学分析。

四、运动系统组织B超声像及主要应用分析

1.骨纵向声像图

表现为平直、光滑的强光带回声,伴后方声影。横向扫查时,

声像图表现为弧形或半月形强光带回声,伴后方声影。在病理情况如感染、肿瘤等,以及孕妇不适合 X 线检查时使用,可以进行骨折的探测诊断,以及判定治疗方案。

2.骨膜声像图

儿童骨膜厚,声像图显示在强光带回声的表面有薄层强回声膜,浅面为中等回声的肌肉组织。适用于化脓性骨髓炎的早期诊断;骨膜下血肿探测,判断损伤或骨化骨痂大小;恶性骨肿瘤穿破骨皮质向外生长时,骨膜被掀起并增厚,骨膜即可清晰地显示出来。

3.软骨声像图

透明软骨为无回声区,运用于 X 线片无法有效鉴别的软骨骨折,可双侧对比观察,进行回声区分析。纤维软骨见于膝关节半月板、椎间盘和耻骨联合,声像图表现为强回声,有别于骨组织,可运用于诊断 X 线片不能有效定义的轻微移位骨折或无移位骨折。

4.关节声像图

B 超在显示关节结构上有其局限性,不能显示关节的全貌,多用于肩、肘、髋、膝关节。直接扫描或加水囊进行间接扫描。回声区变化可反映关节内局部组织的质地情况,结合病理发展,可进行炎症分期。

5.肌肉声像图

线阵探头下呈现为羽状、半羽状、梭形或长方形的中等回声结构,其内强回声纹理为肌膜,纹理之间的低回声是肌纤维,变细移行的为肌腱。肌肉的表面及肌肉之间强回声的是深筋膜。肌肉声像图可以探明声束分布不均的斑点状强回声等,判断软组织膈疝和深筋膜室分隔。

6.肌腱声像图

高频探头可清晰显示肌腱的回声和纤维结构,用于定位寻找二期修复肌腱,发现早期肌腱炎。术后肌腱性质改变,对判断粘连程度、估算范围,决定是否再次行肌腱修复、肌腱移植提供参考。

五、B超在骨与关节感染中的应用

骨髓炎早期及关节感染早期,当临床表现具备部分特征,而难以准确判断病变程度、病理分期及范围时,使用超声探测可获得明显病变组织量性参考值,为临床准确、适当开展手术治疗,提供必要依据。

1.急性血源性骨髓炎

早期骨皮质完整,连续性存在,骨内病变X线影像学不能显示。超声探测发现骨膜被掀起并增厚,呈拱形抬高,说明骨膜下有脓肿形成。周围可见回声降低,肌肉纹理不清,反映软组织肿胀。软组织液性暗区说明骨膜下脓肿破裂及扩散。

2.慢性骨髓炎

B超低回声带可显示窦道的全程。沿着窦道探查可发现骨瘘孔的部位。稳定期,骨皮质表面高低不平,有时骨膜增生是间断的,表现为不规则、厚薄不均的强回声光带,也可见骨膜下脓肿。在骨瘘孔处可见骨皮质连续性中断,出现缺损。骨内无效腔声像图表现为低回声区或无回声区,其底边回声增强。声像图表现为强回声光团或光点,其后方可见声影,说明死骨位于骨髓外。但无效腔内的死骨,由于包壳的存在声像图上很难显示,需借助X线显像。急性期,声像图表现为软组织肿胀,回声降低,肌肉纹理模糊,并可见软组织脓肿。

3.骨关节结核

B超检查发现骨皮质连续性中断,出现缺损,骨质破坏。B超显示关节积液,滑膜增生、肥厚,为单纯性滑膜结核和全关节结核。B超只显示骨质破坏及局限性寒性脓肿,多为骨结核。脊柱结核B超可显示椎旁脓肿、咽或食管后壁脓肿、腰大肌脓肿。脊柱结核和全关节结核脓液穿破进入软组织形成软组织寒性脓肿,脓肿可为单个,也可为多个。脓肿可显示为液性暗区、低回声区、中等回声区。结核晚期脓肿穿破后形成窦道,窦道声像图表现为软组织内的低回声区或无回声区,探找死骨,声像图表现为强回声光斑、光点或光带,后方伴或不伴声影。B超可判断炎症病理期,有助于临床分期治疗方案的制定。

六、常见骨肿瘤的 B 超诊断

1.孤立性骨囊肿

为骨内圆形或椭圆形无回声区,边界清楚,囊肿后壁回声不减弱,反映局限性骨质破坏,骨皮质变薄。无骨膜反应增厚回声变化,无软组织肿块。病理性骨折可显示回声交叉变化,骨折端移位、重叠。

2.软骨瘤

骨皮质回声变薄,内部为较均匀的低回声区,常伴有钙化,在肿瘤周边部出现散在的强回声光点。长管骨上,呈回声不均的肿块,透明软骨呈无回声或低回声区,肿瘤边界清楚,其内可见大量的强回声钙化斑点,后方伴有声影,反应骨端膨胀生长肿块,突向软组织。

3.骨软骨瘤

为干骺端向外突出的骨性隆起,边缘清楚,骨皮质与周围正常骨皮质相连续,产生声影。骨软骨瘤的内部不能显示。骨软骨瘤的表面可以是光滑的,也可以是分叶状的,软骨帽声像图表现为一无回声带,表面滑囊积液扩张时,软骨帽无回声带表面出现液性暗区,软骨帽的表面界限更清楚。骨软骨瘤恶性变时,软骨帽明显增厚,边缘模糊,骨皮质表面不光滑,连续性中断或缺损,周围出现软组织肿块,肿块内回声不均,可见大量斑片状强回声,后方伴有声影,为软骨钙化。

4.骨巨细胞瘤

声像图上表现为骨端一侧局限性骨质破坏,骨皮质变薄或连续性中断。肿瘤组织为中等或低回声,内部回声均匀;肿瘤坏死出血时,其内可出现液性暗区,与正常骨质间界限清楚,但不光整,肿瘤的透声性良好,其对侧边缘回声不减弱或增强。

5.骨肉瘤

骨内肿瘤组织的回声不均,穿破骨皮质后骨膜反应性增厚,呈拱桥形抬高,形成 Codman 三角,这是骨肉瘤特征性声像图改变。干骺端向外生长,沿新生的血管沉积反应骨和肿瘤骨,自骨皮质向周围呈放射状排列,表现为强回声结构,即"日光射线"现象。肿瘤呈浸润性生长,早期即出现自干骺端向外突出的软组织肿块,肿块多数呈均匀的中等或低回声区,边界清楚,包膜完整。骨肉瘤底部回声衰减明显,底面回声不易显示,发生出血、坏死及囊性变,声像图上肿瘤内出现液性暗区,使肿瘤的回声更不规则。

6.转移性骨肿瘤

呈局限骨质破坏,骨皮质连续性中断,出现缺损,肿瘤组织回声呈均匀的实质性低回声区,边界清楚,肿瘤组织的透声性良好,底面回声不减弱;另一类肿瘤组织回声不均匀,以实质性低回声为主,内部中央可见散在的强光斑或光点回声,肿瘤的底面回声减弱。肿瘤破骨后生长,在软组织形成局限性回声特性和骨内肿瘤组织相同,肿块边界清楚,无完整包膜。

7.脂肪瘤

呈椭圆形或分叶状,内部呈均匀强回声,周边部回声较低,也可呈均匀低回声结构,与皮下脂肪回声相同;边界清楚,有完整包膜;较大的脂肪瘤可有坏死、出血,出现液性暗区及强回声钙化斑;底面回声不减弱,可有增强。

8.血管瘤

多见于皮下或肌肉内,肿瘤实质部分为中等或强回声结构,扩张的血管或血窦为液性暗区,形态、大小不一,两者相同排列,典型者呈网格状或蜂窝状回声结构。肿瘤内部的血管或血窦多少及分布因人而异。肿瘤可以是以实质强回声为主,其内含有少量血窦无回声液性暗区;也可以表现为液性暗区为主。瘤内有扩张血管或血窦,含有血液,探头加压时声像图上液性暗区可以变小或完全消失,探头取消加压时液性暗区还原。肿瘤内扩张的血管或血窦血流缓慢,常有血栓形成及钙化,即静脉石,声像图上表现为肿块呈强回声的光带或光斑,后方伴有声影。肿瘤的边缘多较清楚,弥散分布的血管瘤边界不清,肿瘤多无明显包膜。多普勒检查可了解血流速度、流向及来源。

9.肌肉内血管瘤

多见于一组肌肉内,部分患者肿瘤弥散分布于整个肢体。肿块内部回声不均,在强回声实质结构之间可见多个形态不一、大小不等的无回声液性暗区,两者相间排列,肿块内的无回声液性暗区在探头加压时变小或消失;肿瘤也可表现为实质性中等回声结构,部分肿瘤内可见强回声钙化斑点。肿块边界清楚或模糊,一般无明显包膜。

10.神经纤维瘤

神经纤维瘤表现为软组织内圆形或椭圆形肿块回声,肿块内部呈均匀低回声或中等回声区,边界清楚,包膜完整。多发性神经纤维瘤病在身体多个部位发现肿块,肿块较大时内部可有坏死,有多个囊腔,表现为无回声液性暗区,底面回声增强。

11.神经鞘瘤

神经鞘瘤好发于青壮年,主要为神经行程上的圆形或椭圆形肿块,肿瘤内部呈均匀性回声区。肿瘤边界清楚,包膜完整,后方回声有增强效应。位于神经根出神经孔处的肿瘤,在椎旁软组织内可见到圆形或椭圆形边界清楚、回声实质性肿块,其内缘显示不清。

B超对肿瘤定位,大小测定,范围和边缘情况探测,分析肿瘤实质性、液性的内部情况及对临床判断良恶性及范围提供重要依据。B超可对肿瘤进行定位并可监视、指导骨肿瘤穿刺活检,对转移性骨肿瘤可帮助寻找原发灶,测量肿瘤大小、边界、内部回声、血流情况及与邻近重要组织的解剖关系,对制订骨科手术治疗计划有重要价值。

七、大关节及脊柱疾病 B 超诊断

1.髋关节疾病

正常髋关节前隐窝两层滑膜之间仅有少量滑液,B超声像图上两层滑膜不能分辨,显示前隐窝为一低回声区,其前后径<5 mm(测量方法是:在儿童测量股骨无回声骺板与前隐窝下限连线之中点的股骨颈前侧骨皮质表面至强回声关节囊后缘之间的距离;在成人则是测量股骨头、股骨颈交界处股骨颈前侧骨皮质至关节囊后缘之间的距离),正常值<5 mm,两侧对比差值<3 mm。当关节滑膜因炎症、创伤等刺激,出现充血、水肿、渗出时,积液常先汇集于前隐窝内,使前隐窝增宽,两层滑膜之间出现液体,B超显示为液性暗区。

由于髋关节积液的原因较多,除了显示髋关节前隐窝增宽、内见液性暗区外,还可显示:关节滑膜及关节囊增厚;髋臼、股骨头、股骨颈骨皮质连续性中断,出现缺损;股骨头变扁,表面不光整,如儿童 Perthes 病;股骨头向后上方移位,髋臼窝空虚(髋关节脱位);关节周围软组织肿胀,出现脓肿液性暗区,如髋关节结核、臀部深部脓肿等。

B超可在定位下明确穿刺及切开指征,动态分析运动时关节囊内液体流动,压力分配变化,帮助了解运动力学分析。对积液及炎症波及关节组织切除治疗范围估算,重建力学构成提供重要参考。

2.膝关节疾病

(1)半月板损伤:检查前角和侧角时,膝关节屈曲 70°~90°,探头纵向置于关节前外侧间隙上,加水囊可使探头与皮肤接触良好。检查后角时,采用侧卧位或俯卧位,探头纵向置于腘窝膝关节间隙上进行扫查。声像图特征:半月板完全断裂、间隙较宽时,可见两个较强回声界面,其间为一低回声带;半月板不完全裂伤,为线状强回声;半月板边缘撕裂伤、囊性变,半月板边缘出现液性暗区;半月板退变,则回声不均匀。实时超声检查,动态了解膝关节运动过程中半月板受力形态变化,结合 MRI 影像可确定针对性治疗手段。

(2)腘窝囊肿:腘窝囊肿超声图像上表现为腘窝内、关节囊后方圆形或椭圆形的无回声液性暗区。

3.脊柱疾病

B超可显示腹主动脉、下腔静脉、椎体前缘、前纵韧带、椎间盘及椎间盘后方的椎管,观察腰大肌的情况,可分辨椎间盘、后纵韧带(呈横形强回声光带,为椎管的前壁)、黄韧带及椎管形态。有助于诊断脊柱疾病时作周围组织评估,动态分析脊柱运动协调性,估算各椎体间稳定程度,对术前手术范围设计及风险预计提供重要参考价值。

在婴幼儿,椎骨的发育尚不完善,椎管内脊髓及马尾神经能经 B 超清晰显示,实时超声扫查可见脊髓的搏动。

具体疾病如腰椎间盘突出症的使用,正常椎管的横断面图像为圆形或椭圆形光环,边缘光滑整齐。光环内为马尾神经,显示为无回声暗区或有少许细小光点。当椎间盘突出时,在硬膜囊的前方出现强光团或光斑回声,形状可不规则,硬膜囊受压变形。①中央型突出:在椎管硬膜囊前侧出现强光团回声,压迫硬膜囊,使椎管前壁硬膜囊正常前凸的弧度消失,变平或向后凹陷,出现压迹征,严重受压者椎管图像显示不清。椎管前后径变窄,<8mm。②边缘型突出:椎管的硬膜囊光环左右两侧不对称,受压一侧较对侧变窄,椎管一侧边缘不整齐,局部有强光团或光斑突出。

B 超协同 CT 及 MRI,能检测腰椎棘突间结构,探测椎管上下径、前后径,能清晰显示非骨性椎管大小及椎管变窄受压情况,有助于提高压迫损害神经组织程度与临床表现的综合分析,帮助拟定治疗手段。彩色超声探查和椎体动脉血流动力分析,可以估算脊柱损伤后脊髓血液供应改变情况,判断脊髓损伤平面及并发坏死节段,充分估算病情发展,确定手术治疗范围,定位危险出血部位,判定手术效果。

第八节　关节穿刺及其他穿刺活检

一、关节穿刺

关节穿刺不仅可作为疾病的诊断措施,还可对疾病进行治疗。穿刺出的关节液作下列的检查有助于疾病的诊断。

1.关节液结晶

(1)尿酸盐结晶:见于尿酸盐引起的痛风。

(2)焦磷酸钙结晶:见于软骨石灰沉着病。

(3)滑石粉结晶:见于滑石粉引起的慢性关节炎。

(4)类固醇结晶:见于类固醇制剂引起的急性滑膜炎。

(5)胆固醇结晶:见于结核性、类风湿关节炎。

2.关节液葡萄糖

关节液葡萄糖最好与空腹血糖同时测定,非炎症性关节炎时,两者数值差约 0.56 mmol/L,炎症性关节炎时,两者数值差＞1 mmol/L,或关节液葡萄糖明显减少,＜2.24 mol/L。

3.关节液透明度

正常关节液清晰透明,炎症性关节病变时有不同程度的浑浊,甚至呈脓样;非炎症性病变可清晰或微混。

4.关节液颜色

正常关节液呈淡黄色或草黄色,见于穿刺损伤或血友病的病理性出血,如血友病、色素性绒毛结节性滑膜炎等,关节液呈红色。结核性关节炎,急性痛风性关节炎或红斑狼疮病,关节液呈乳白色。化脓性关节炎、慢性类风湿关节炎、痛风,关节液呈绿色。

5.关节液有核细胞计数

正常为$(0.2 \sim 0.6) \times 10^9 /L$,各种关节炎时可见有核细胞数增加。

6.关节液的细胞分类

正常情况下关节穿刺液可有少量散在的细胞,主要是单核细胞、淋巴细胞及少量中性粒细胞,偶见散在的滑膜细胞。

显微镜下类风湿关节炎、痛风及化脓性关节炎等可见类风湿细胞;SLE 等可见红斑狼疮细胞;Reiter 综合征等可见组织细胞(吞噬细胞)。骨关节炎可见多核软骨细胞。

7.关节液黏稠度

各种炎症时关节液黏稠度下降。

8.关节液蛋白

各种炎症,如化脓性、痛风性及类风湿关节炎时黏蛋白定性阳性,黏蛋白定性(＋＋＋)以下为异常。炎症性关节炎总蛋白多为 20～30 g/L,类风湿关节炎或结晶性滑膜炎总蛋白多为 40～70 g/L。

二、其他穿刺活检方法

经皮穿刺活组织病理诊断可用于肿瘤等疾病的确诊,通常在B超、X线透视、CT等引导下,将穿刺针穿入病变部位,取活组织作病理诊断,对肿瘤患者的标本还可进行化疗药物敏感试验,根据药敏结果指导化疗药物的选择。

骨质疏松的骨活检:可观察骨代谢及骨量的微细改变。骨活检的常用部位为髂前上棘后方及下方各 2 cm 处,此处可同时得到两层皮质骨及其中同的小梁骨。

闭合活检(经皮穿刺)包括抽吸及取芯两种方法。前者适合于细胞成分丰富的肿瘤、骨髓肿瘤和转移瘤,后者适合于实质性肿瘤,尤其是含纤维、骨或软骨的肿瘤。

闭合活检的优点:①采用局部麻醉,操作简便、安全;②最小限度地损伤肿瘤及周围组织,减少扩散及污染;③部分骨肿瘤术前需做化疗(如骨肉瘤),因此术前明确诊断可决定进一步的治疗方案;同时,化疗前已有病理报告,化疗后的病理组织检查可以判断化疗的效果,即使因肿瘤的化疗效果好而大部分肿瘤组织坏死,也不至于影响最终的诊断;④特殊部位的肿瘤,对放、化疗敏感的肿瘤,闭合活检可免去一次手术。

闭合活检的缺点:①切取组织较少,诊断的难度较高;②不能在直视下进行,特殊部位、特殊肿瘤需在 CT 引导下进行,假阴性率增高;③对于有出血倾向的患者,有可能导致大出血,尤其是特殊部位;④部分坚硬的肿瘤(骨皮质部位的肿瘤或含大量骨质的肿瘤),穿刺有困难。

闭合活检应注意下列 4 点:①像大手术前一样进行患者准备;②多发病变应选择危险性小,容易取得标本的部位进行;③穿刺点皮肤及深部组织必须健康;④避开大的血管和神经。

第二章 骨科夹板固定和支具治疗

第一节 夹板固定

一、脊柱急诊用夹板

脊柱损伤患者在搬动之前,应该将一块适当厚度的木板放在患者躯干背侧(图 2-1)。对于颈椎损伤患者,颈部两旁需要放置两块沙袋,用毛巾或毛毯包绕,然后用系带经过前额将沙袋固定在背侧木板上。这样,头、颈和木板在活动时就构成一个整体。也可选择合适型号的颈托。

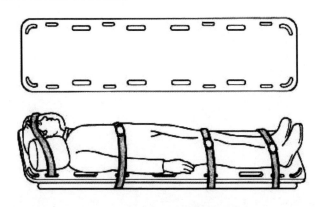

图 2-1 常用后挡板的固定方式

要警惕神经源性休克发生的可能性,一旦发生,应立即抬高木板的下端,以改善静脉回流。

如果证实有颈椎骨折,通常需要牵引。牵引的方向取决于损伤的情况。如果没有脱位,一般采用中立位或轻度后伸位牵引。

二、上肢夹板

首先取下患肢的戒指,否则会影响 X 线质量,而且一旦肢体肿胀,戒指就很难去掉并可导致继发手指损伤。

1."8"字绷带/夹板

(1)主要用于锁骨骨折。

(2)应用:通常采用普通绷带或石膏绷带经两侧肩关节、腋下和颈背侧作"8"缠绕,也可使用由专业厂家生产的"8"字锁骨绑带(图 2-2)。

(3)注意:在腋窝处放置衬垫,防止皮肤出汗溃烂。"8"字绑带不要太紧,防止腋窝或锁骨下动脉受压。两周后鼓励患者肩关节活动,预防肩关节僵直。

2.韦尔波绷带和悬吊—包裹绷带

(1)应用于肩关节脱位、肱骨近端骨折和肱骨骨折。

(2)韦尔波绷带如图 2-3 所示,悬吊—包裹绷带如图 2-4 所示;每种类型的绷带都可用一薄层石膏覆盖,防止绷带松开。

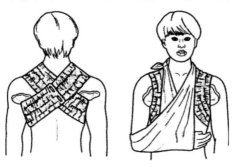

图 2-2 "8"字锁骨绑带

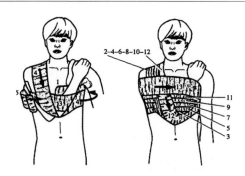

图 2-3　韦尔波绷带

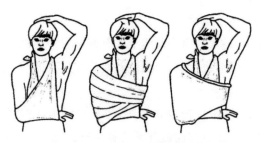

图 2-4　悬吊－包裹绷带

（3）注意：在腋窝和上肢与胸壁之间放置衬垫，防止皮肤出汗、溃烂。注意腕关节和手指功能锻炼，防止僵直。

3.充气夹板

可在急诊情况下固定远端肢体。充气夹板不应单次长时间使用，否则会造成皮肤出汗、溃烂。

三、下肢夹板

1.托马斯夹板

（1）用于股骨干骨折和少数的膝关节损伤、骨牵引等。

（2）理想的托马斯夹板是用一个比大腿近端周径稍大的环形或半环形夹板。夹板上端至坐骨结节，下端至踝关节上方作对抗牵引（图 2-5）。

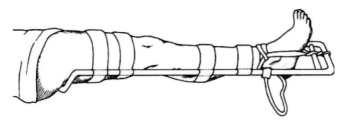

图 2-5 托马斯夹板

（3）注意：固定不要超过 2 小时，防止踝关节处系带造成皮肤缺血坏死。

2.琼斯压力夹板

（1）用于急性膝关节损伤和急性踝关节损伤。

（2）首先要将患肢从脚趾到腹股沟处缠绕棉花，接着加用一层弹性绷带。在患肢的后方、内外侧放置适当长度的石膏夹板，将踝关节固定在中立位，内、外侧夹板将膝关节固定在需要屈曲的角度。注意不要将石膏夹板重叠。

（3）注意：不要将系带系得太紧，否则会引起静脉回流障碍，引起肢体肿胀和循环不畅的问题。

3.短腿或改良的琼斯压力夹板

（1）用于踝关节和足的急性创伤，如踝关节扭伤、跟骨骨折和其他足部外伤。

（2）与琼斯压力夹板应用方法基本相同，长度不超过胫骨结节。

（3）注意事项同琼斯压力夹板。

四、其他急诊夹板

1.临时代用夹板

可作为一种暂时的固定措施。可应用枕袋夹板、硬纸板、杂志或木板用于四肢固定（图 2-6）。

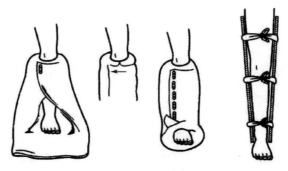

图 2-6　临时代用夹板

2.注意事项

要避免引起循环血供受阻,保护骨突起。闭合性骨折在固定前要先复位,恢复力线;开放性骨折也应恢复大体力线,无菌条件下检查伤口并包扎后再固定。对有骨端外露的,用盐水纱布覆盖后再固定。

第二节　支具治疗

一、作用

(1)防治畸形。

(2)制动。

(3)稳定关节。

(4)有利于功能锻炼。

二、常用支具

1.上肢常用支具

(1)腕托:稳定腕关节。在腕托基础上附加弹性装置,使手指或腕关节被动伸直,可用于伸肌瘫痪患者的功能锻炼。

（2）对掌支具：制动拇指于对掌位。

2.下肢常用支具

（1）长腿支具或护膝装置：稳定膝关节，防止畸形。

（2）踝足支具：稳定踝关节，防止畸形。

（3）病理鞋：矫正足部畸形，稳定踝关节，补偿下肢短缩。

3.脊柱常用支具

（1）颈椎支具：常用塑料围领或头颅环装置，用于颈椎骨折脱位、颈椎不稳或颈椎术后固定。

（2）胸腰椎支具：常用硬塑料制作，用于脊柱侧弯矫形或脊柱术后维持脊柱稳定性。

（3）颈－胸－腰支具。

第三章　骨折概述

骨折在骨与关节损伤中占 80％以上，随着高速公路及交通工具的快速发展与工矿业、建筑业的蒸蒸日上，骨折的发生率逐年增高。正确诊断与及时治疗骨折，对于健康恢复十分重要。

第一节　骨折的定义、致伤机制与分类

一、骨折的定义

暴力作用引起骨组织或软骨组织连续性部分或全部中断或丧失，即为骨折。骨折在生物力学特性上表现为：在外力作用下，骨组织某一区域的应力超过骨材料所能承受的极限强度而导致骨材料的断裂。如果骨骼本身有病变，遭到外力发生的骨折，则称为病理性骨折。

二、骨折的致伤机制

引起骨折的暴力主要有以下 4 种。

（一）直接暴力

当外力直接作用于骨骼局部，并引起骨折者，属直接暴力；其中以工矿事故、交通事故、斗殴及战伤多见。因暴力直接作用于局部，致使软组织损伤较重，易引起开放性骨折，尤以表浅的胫骨

中下段为多见。骨折发生在前臂或小腿时，两骨折线常在同一水平面上，此时骨折端多呈横行或粉碎性。

（二）间接暴力

指外力通过传导、杠杆或旋转等作用，间接地引起骨折，以四肢和脊柱常见。骨折多发于骨骼结构薄弱处，软组织损伤一般较轻，骨折线以斜行及螺旋形为多见，在脊柱上则多表现为楔形压缩或爆裂状。如发生在小腿或前臂，双骨的骨折线多不在同一平面。

（三）肌肉拉力

当肌肉突然猛烈收缩时，可间接产生强大的拉应力，引起附着点处骨折，以撕脱性骨折多见。临床上常见的有：股四头肌所引起的髌骨骨折（多为横断骨折，而跪下跌倒所引起的髌骨骨折则多为粉碎性骨折）；肱三头肌所致的尺骨鹰嘴骨折或肱骨干骨折；缝匠肌引起的髂前上棘骨折；股直肌所造成的髂前下棘骨折，及腰部肌群所引起的横突骨折等。此类骨折多较单纯，少有血管及神经损伤。

以上3种暴力可见于同一次意外事故中，例如平地跌倒、手掌着地。直接暴力、间接暴力及肌肉拉力可引起各个部位不同类型损伤中的一种或多种。

（四）慢性压应力

由于骨骼长期处于超负荷状态，以致局部压应力增加而产生骨骼疲劳，进而骨小梁不停地断裂（可同时伴有修复过程），导致骨折。其中以长途行军的第2、第3跖骨骨折和风镐手的前臂骨折等为多见。

除上述外力致伤机制外,骨折还与骨骼本身的解剖特点,患者年龄差异、健康状态及骨骼本身有无病变等密切相关。

三、骨折的分类

根据分类的角度不同,骨折的名称及种类各异,现将临床上常用的分类归纳如下。

(一)因致伤原因不同分类

1.外伤性骨折

指因外界暴力或肌肉拉力作用而引起的骨折。

2.病理性骨折

指因骨组织本身已存在病变,当遇到轻微外力,甚至无明显外伤情况下引起的骨折。

3.应力性骨折

又称疲劳性骨折,由于骨组织长期承受过度的压应力,逐渐引起受力最大一侧的骨膜及骨小梁断裂,并逐渐扩大波及整个断面。

(二)视骨折程度不同分类

1.不完全性骨折

指骨骼断面上的骨小梁部分断裂,骨骼仅部分失去连续性。可无移位或仅有轻度成角移位,以儿童多见,其又可分为以下 5 种类型。

(1)青枝骨折:多发生在小儿长管骨,因其骨膜较厚,当遭受的外力突然终止,则可引起一侧骨膜及骨皮质断裂,而另一侧完整。似柳枝被折断状,故又称柳枝骨折。此种骨折常在骨折端出现三角形骨块,其底边位于受力侧。

（2）裂缝骨折：以成年人多见，仅在骨皮质上出现 1 个裂隙，骨骼的连续性大部分仍存在。

（3）楔形骨折：见于脊椎骨，尤多见于胸腰段受屈曲暴力影响而出现前方压缩，后方完整或基本完整的楔状外观。

（4）穿孔骨折：多见于枪伤时，弹丸仅仅穿过骨骼的一部分，而整个骨骼并未完全折断。

（5）凹陷骨折：指扁平骨，如颅骨及骨盆等，外板受外力作用后呈塌陷状，而内板完整。

2.完全性骨折

指骨骼完全断裂并分成两块或多块者，这种类型临床上最为多见。

（三）依照骨折线的走行方向不同分类

1.横行骨折

骨折线与骨骼纵轴呈垂直状。

2.斜行骨折

骨折线与骨骼纵轴呈斜行走向。

3.螺旋形骨折

多因旋转暴力致骨折线与骨骼纵轴呈螺旋状外观。

4.压缩性骨折

块状松质骨呈纵向或横向压缩，体积变小及密度增加。

5.撕脱性骨折

指因肌肉或韧带突然收缩而将附着点的骨骼撕裂，骨折片多伴有移位。

6.柳枝骨折

如前所述，呈柳枝受折状，并出现三角形骨块的不完全性骨折。

7.粉碎性骨折

指骨骼在同一部位断裂,骨折块达 3 块以上。

8.脱位骨折

关节处骨折合并脱位。

9.星状骨折

骨折线呈星芒状向四周辐射,也可视为粉碎性骨折的一种,多见于髌骨或颅骨等扁平骨处。

10.纵行骨折

指骨折线沿骨骼纵轴方向延伸者。

11.蝶形骨折

指骨盆双侧坐骨支与耻骨支同时骨折者,因其形状似蝴蝶状而得名。

12.T 形、Y 形及 V 形骨折

指股骨与肱骨下端的骨折线似 T 形(髁上＋髁间骨折)、Y 形(内、外髁＋髁间骨折)及 V 形(内外髁骨折)者。

13.爆裂性骨折

指松质骨骨折时,其骨折块向四周移位者,多见于椎体和跟骨,前者易引起脊髓损伤。

(四)视骨折后局部稳定性程度分类

1.稳定性骨折

指复位后不易发生再移位者,多见于长管骨的横行(股骨干横行骨折除外)、嵌入性及不完全性骨折,椎体的压缩性骨折及扁平骨骨折者。

2.不稳定性骨折

指复位后不易或无法持续维持对位者。治疗较复杂,常需牵引、外固定或手术疗法。多见于长管骨的斜行、粉碎性及螺旋形骨折等。

（五）按照骨折在骨骼上的解剖部位分类

1.骨干骨折

指长管骨骨干部骨折,其又可分为上 1/3、中 1/3 及下 1/3 骨折等,也可再延伸分出中上 1/3 及中下 1/3 骨折等。

2.关节内骨折

凡骨折线波及关节表面(囊内)的骨折统称为关节内骨折。需要解剖对位,治疗较为复杂。

3.干骺端骨折

长骨两端的干骺部骨折(骨折线波及关节面时,则属关节内骨折)。

4.骨骺损伤

指儿童骨骺部受累。临床上分为骨骺分离、骨骺分离伴干骺端骨折、骨骺骨折、骨骺和干骺端骨折及骨骺板挤压性损伤 5 种,以骨骺分离为多见,此时可伴有骨折片撕脱。

5.脱位骨折

即骨折与邻近关节脱位并存。

6.软骨骨折

是关节内骨折的特殊类型,多需要借助关节镜或 MR 等进行确诊。

（六）依据骨折端是否与外界交通分类

1.闭合性骨折

骨折处皮肤完整,骨折端与外界无交通。

2.开放性骨折

凡骨折端刺穿皮肤或黏膜,或外来暴力先引起皮肤破损,再伤及骨骼引起骨折,并与外界相交通的,即为开放性骨折。因暴力往往较大,易伤及软组织并伴有血管及神经损伤,诊断时应注意。又因骨折局部多受污染,故感染的机会较大,治疗时应注意抗感染。

(七)按骨折是否伴有邻近神经及血管损伤分类

1.单纯性骨折

指不伴有神经、血管或脏器损伤。

2.复杂性骨折

除骨折外,尚伴有邻近神经、血管或脏器损伤者,多为高能量损伤所致。

(八)以人名命名的骨折

很多骨折是用首先描述该骨折的学者名来命名的,临床上常用的如下。

1.Colles 骨折(Colles fracture)

指骨折线位于桡骨下端 2.5 cm 以内,且其骨折远端向桡侧及背侧移位。

2.Smith 骨折(Smith fracture)

指骨折线位于桡骨下端 2.5 cm 以内,但其远端移位方向与 Colles 骨折相反。

3.Barton 骨折(Barton fracture)

指桡骨远端背侧缘或掌侧缘骨折(后者又称反 Barton 骨折)合并腕关节半脱位。

4.Monteggia 骨折(Monteggia fracture)

指尺骨上 1/3 骨折合并桡骨小头脱位。

5.Galeazzi 骨折(Galeazzi fracture)

指桡骨下 1/3 骨折合并下尺桡关节脱位。

6.Bennett 骨折(Bennett fracture)

即第 1 掌骨近端纵行骨折,伴有掌腕关节脱位。

7.Pott 骨折(Pott fracture)

为踝部骨折的一种。

第二节　骨折的临床表现

一、外伤史

除病理性骨折外,骨折一般均有明确的外伤史,应详细了解患者年龄,所从事的职业及受伤时间,致伤暴力的机制,外力的大小、作用方向及持续时间,受伤时周围的环境尤其是污染情况,有无畸形发生,以及伤后处理情况等。在诸多外伤性骨折中,以间接暴力(多引起闭合性骨折)及直接暴力(多为开放性骨折)引起的骨折为多见;在运动性损伤中,肌肉拉力所致的骨折则明显高于其他类型;而在军事或高强度训练等专门人群中,则以慢性应力性损伤为多发。以上特点在患者来诊时应详细了解。

二、症状

(一)疼痛

为骨折患者的首发症状,疼痛较剧烈,尤其在移动骨折部位时疼痛更甚。主要是由于受伤局部,尤其是骨折处的骨膜感觉神经遭受刺激所致。

（二）异常活动

四肢长管骨完全骨折时，患者可发现肢体有异常活动出现，并伴有难以忍受的剧痛。但对于不完全性骨折或周围肌肉处于持续痉挛状态的患者，肢体异常活动可不出现或不明显。

（三）功能障碍

由于骨骼连续性中断，任何波及骨折部位的活动均可引起剧痛，以致出现明显的功能障碍。上肢骨折者表现为持物困难；下肢骨折者则无法站立，更不能行走；脊柱骨折者除表现为脊柱活动障碍外，若有脊髓损伤，还可出现损伤平面以下的神经功能缺失。但对某些不完全性骨折、嵌入性骨折或感觉迟钝的高龄患者，功能障碍可不明显，仍可勉强步行、骑车等，此在临床检查时应注意，切勿漏诊。

三、体征

根据骨折的部位、类型、数量及伤后时间等不同，患者的体征差别可较大，在检查时应区别对待。

（一）全身体征

1.休克

是否出现与骨折严重程度相关，视伤情而定。严重、多发性骨折或伴有内脏等损伤者容易出现。依据损伤程度、持续时间及其他因素不同，休克的程度差别也较大。

2.体温升高

为骨折后全身反应的一种，因骨折断端的血肿吸收而出现反应性全身体温升高，其程度及持续时间与血肿的容量成正比。一般在伤后 24 小时出现。

3.白细胞增多

多于伤后 2～3 天出现白细胞数略有增高。此外,红细胞沉降率也可增快。

4.伴发伤

凡致伤机制复杂,或身体多处负伤者,易伴发其他损伤;也可由骨折端再损伤其他组织,并出现相应的症状,在检查时应力求全面,以防漏诊。

5.并发症

主要指骨折所引起的并发症。除早期休克及脂肪栓塞综合征外,中、后期易发生坠积性肺炎、泌尿系统感染、压疮等,均需注意观察,及早发现。

（二）局部体征

根据骨折的部位、受损局部解剖状态及骨骼本身的特点等差异,其所表现的症状也轻重不一,差别较大。

1.肿胀

骨折断端出血、软组织损伤及局部外伤性反应等所致。四肢骨折肿胀出现较早,部位深在的椎体骨折等则难以显露。

2.瘀斑、血肿及水疱

除不完全性骨折外,一般四肢骨折均可见明显的血肿。当积血渗至皮下,则出现瘀斑,其大小及面积与局部出血量成正比,并与肢体的体位有关。由于局部肿胀、组织液渗出,当压力达到一定程度后则形成水疱,以肘、踝及腕部等为多见。

3.畸形

骨折的畸形主要包括以下 4 种。

（1）成角畸形：指骨折远端偏离原来纵轴。

（2）短缩畸形：指骨折在纵轴方向缩短。

（3）旋转畸形：指骨折远端向内或向外旋转移位，分别称为内旋畸形或外旋畸形。

（4）内、外翻畸形：指关节部骨折端向内或向外成角变位。

除上述常见的畸形外，不同部位还可出现诸如餐叉样畸形（桡骨远端骨折）、驼背畸形（胸腰椎骨折）等。畸形的程度除了与损伤程度及暴力方向有关外，还与骨折端的重力作用及附近肌肉的伸缩方向等关系密切。

4.压痛

各种骨折所共有的症状。四肢骨干骨折时，其压痛部位呈环状，此征可与软组织损伤进行鉴别。

5.传导叩痛

当轻轻叩击骨折远端，如下肢叩击足跟、上肢叩击手掌或鹰嘴、脊柱则叩击头顶等，患者主诉受损处疼痛剧烈，多为骨折。此项检查对部位深在或不完全性骨折的判定甚为重要，也是临床上与软组织损伤进行鉴别诊断的主要依据之一。

6.骨摩擦音

即骨折两断端相抵，发生摩擦时所发出的"吱吱"声，也可作为确定骨折诊断的依据。骨摩擦音可在搬运患者过程中偶尔发现，切忌专门检查获取。

7.骨传导音

即将听诊器置于胸骨柄或耻骨联合处后，分别叩击双侧上肢或下肢的骨突部，对比测听双侧骨传导音的高低。传导音低或消失的一侧则疑有骨折。因检查不便，所以现已很少使用。

第三节 骨折的诊断

骨折的诊断一般并无困难,尤其是四肢长管骨骨干骨折更易于诊断,甚至患者本人也可判定。但波及关节或关节内的骨折,尤其是患者处于昏迷、失神经支配等状态下,特别是骨骺未闭合之前的骨折,如临床医师经验不足,则极易漏诊或误诊,尤其是关节部位的骨折(其中髋关节处漏诊率最高),必须注意。

由于暴力的强度及机体反应性等不同,不仅骨折的轻重不一,其并发症也可有可无,程度也相差悬殊。

骨折的诊断主要依据外伤史、症状、体征及 X 线片检查。个别难以确诊的关节内骨折、波及椎管的骨折等,尚需依据 CT 扫描或磁共振(MR)成像技术。

一、病史

主要包括以下 3 个方面。

(一)外伤史

除对遭受暴力的时间、方向及患者身体(肢体)的姿势等详细询问外,还应了解致伤物的种类、场所及外力作用形式等,以求能较全面地掌握致伤时的过程,这对伤情的判定、诊断及治疗方法的选择至关重要。尤其是对于脊柱损伤的诊断与治疗非常重要,因为颈椎在过屈或过伸状态下所造成损伤的不仅诊断有别,而且治疗原则也完全不同。

(二)急救或治疗史

指在现场及从现场转运到医院前的急救及其治疗过程,应了解伤肢的感觉与运动改变、止血带的使用情况、脊柱骨折患者搬动时的姿势、途中失血及补液情况、用过何种药物等。

（三）既往史

主要了解与骨折有关的病史，包括有无骨关节疾病，有无骨质疏松或内分泌紊乱症，以及心、肺、肝、肾功能等。不仅对某些骨折的诊断很重要，而且常影响到治疗方法的选择及预后。

二、症状与体征

（一）症状

骨折一般全身反应并不严重，但股骨、骨盆或多发性骨折患者，常出现程度不同的休克表现，尤其是合并颅脑、胸、腹及盆腔脏器损伤者，其休克发病率可达 80% 以上，甚至出现危及生命的深度休克。全身体温升高出现在伤后 2~3 天，除非合并感染，体温一般不超过 38.5℃，主要是由于损伤组织渗出物及血肿被吸收所致，因此也称为"吸收热"。

（二）体征

1.确诊体征

凡在搬动过程中发现肢体有异常活动，听到骨摩擦音及在伤口出血中发现有脂肪滴者，基本上可诊断骨折。

2.重要体征

肢体伤后突然出现明显的成角、旋转及短缩畸形等，均对骨折的诊断具有重要价值。此外，肢体的环状压痛及传导叩痛，对四肢骨折的诊断及与软组织损伤的鉴别诊断，也具有重要意义。

3.参考体征

其他局部症状,如肿胀、血肿、功能障碍及瘀斑等,难以与软组织损伤进行鉴别,仅可作为骨折诊断时的参考。

(三)神经及血管检查

1.周围神经损伤

无论是脊柱还是四肢的骨折,均应对受伤部位以下肢体的运动和感觉功能进行检查,以判定有无神经损伤和受损的程度与范围等。临床上以肱骨干骨折后桡神经受累机会较多,应注意。

2.四肢血管损伤

凡四肢腕、踝部以上骨折,均应同时检查桡动脉或足背动脉有无搏动及其是否减弱等,以排除四肢血管损伤。

三、实验室检查

一般无特殊改变,但在 24 小时后,视骨折的程度不同可出现白细胞计数升高或略有增加;红细胞沉降率也可加快。

四、影像学检查

(一)普通 X 线检查

X 线片可确诊绝大多数骨折,同时也是骨折分型及治疗方法选择的主要依据。X 线检查时应注意以下 7 点。

1.投照位置

至少包括正位(前后位)及侧位 2 个方向,个别病例尚需加拍左、右斜位或切线位片,这不仅对不完全性骨折的诊断帮助较大,且能用来判定骨折的移位、类型及骨骼本身的状态等。

2.摄片范围

四肢伤投照范围应包括上、下两个关节,以防漏诊,而且可判定关节是否同时受累;对骨盆损伤,应用大号底片以便同时显示全骨盆及双侧骶髂关节和髋关节,并酌情加拍双侧骶髂关节斜位片;对脊柱伤则应以压痛及传导叩痛处为中心,上下各包括 4~6 个椎节,同时应注意相距较远之多个关节段损伤。

3.摄片清晰度

不仅要求能分辨出肌肉与骨骼组织之间的界限,而且应尽可能地显示出关节囊壁阴影,以有利于对关节内骨折的判定或推断。对椎节则要求能显示椎体内的骨小梁纹理。

4.对比摄片

对儿童关节部位损伤,尤其是骨骺部,为便于判定,可将双侧肢体置于同一体位,在同一张片子上摄片以对比观察。

5.摄片技巧

对特殊部位摄片,例如齿状突开口位片及下颈椎侧位片等均有特殊摄片技术要求,应注意认真操作。

6.追踪摄片

对首次拍片难以显示骨折线的腕部或其他部位骨折(以舟状骨多见),除了改变角度重复摄片外,也可在 2~3 周后再次摄片。此时骨折端边缘骨质被吸收而易于显示骨折线。

7.透视

非必要,无须直接在透视下观察骨折。必须透视时,应做好防护工作。

(二)断层摄片

主要用于关节内骨折或椎体骨折时,以判断有无较小的骨折片及其是否侵入椎管或关节腔内,但其影像欠清晰。自 CT 技术普及后,当前已较少使用。

(三)CT 扫描

其作用与断层摄片相似,对一般病例无须采用,主要适用于以下情况。

1.脊柱骨折

CT 可以判断椎体骨折的特征、骨折线走行及骨片移位方向,尤其是突向椎管内的程度等,对小关节、颈椎横突以及骶骨的状态等,显示良好。

2.关节内骨折

CT 扫描对部位深在的关节内骨折、微小的骨折片或一般 X 线片上无法发现骨折线的不完全性骨折等,显示较清楚。

3.其他

对于骨折后期如股骨头,舟骨、距骨等骨骼无菌性坏死的早期发现,关节周围软组织损伤的判定,以及对于椎管的重建等均可选用 CT 扫描。

(四)磁共振(MR)

因价格较高,除非需同时判定软组织情况,例如,脊髓损伤的程度及其与椎骨骨折的关系,肩关节、髋关节及膝关节内韧带的损伤情况,以及关节囊的状态等,一般病例无须此项检查。

(五)造影

包括脊髓造影、关节内造影及血管造影等。除少数伴有其他损伤的特殊病例酌情选用外,一般较少使用。

第四节 骨折的治疗原则与复位

对骨折的治疗,一直存在着不同的观点和方法,近年来随着外科技术的广泛开展,治疗方法更是五花八门;加上骨折患者的个体差异及骨折特点不同,更增加了选择治疗方法的难度,尤其是对于初学者。因此,骨科医师平时应先从掌握基本理论开始,全面了解当前各种治疗方法的优缺点及适应证,以使患者获得最佳疗效。

一、骨折治疗的基本原则

骨折治疗的基本原则是 4 个词、10 个字,即急救、复位、固定及功能锻炼。除急救需另列专节讨论外,下面对来院患者的处理原则进行分述。

二、骨折的复位

对有移位的骨折均应争取及早复位,在保证功能复位的基础上,力争解剖对位,尤其是涉及关节的骨折。

(一)复位的基本原则

对任何骨折均应遵循以下基本要求。

1.早期复位

早期复位不仅能使患者减少痛苦,而且易获得满意的复位效果。尤其是在伤后 1～2 小时,由于局部创伤性反应刚开始,肿胀及出血较轻,易于使骨折端还纳,因此对任何骨折均应在可能的范围内,力争早期进行复位。

2.无痛

疼痛会增加患者痛苦,易诱发或加重休克,而且能引起局部肌肉痉挛而直接影响复位效果,难以达到解剖对位。因此,除非青枝骨折等勿需用力行手法操作外,对一般病例均应选用相应的麻醉措施,确保在无痛情况下施以复位术。

3.肢体中间位

指作用方向不同的肌肉均处于放松状态的适中体位。对周围肌肉丰富的长管骨,如股骨上 1/3、股骨髁上、尺桡骨骨干及肱骨上端等处骨折,试图将妨碍骨折复位的肌肉置于松弛、均衡的理想位置并非易事。

4.牵引与对抗牵引

通过牵引可以纠正各种常见的骨折错位,包括断端的成角移位、侧向移位、短缩重叠及旋转等。但在牵引的同时,必须具有相应的反牵引力,否则无法使骨折远、近端达到复位的效果。

5.远端对近端

近端为身体躯干侧,其既作为反牵引力的重量,又是远侧骨折端趋向对合的目标。因此,任何骨骼复位均应依此原则,四肢更是如此。近端多伴有强大肌群附着,只有让远端去对近端才是合理、省力及有效的做法。

6.手法操作轻柔

是任何外科技术教育示范的基本要求,既可避免造成对周围软组织,尤其是神经及血管的损伤,又可使复位顺利进行。在操作时,一般按骨折损伤机制的相反方向逐渐复位,这样对周围组织的损伤才最小。

7.首选闭合复位

原则上对于能用闭合复位达到解剖或功能对位者,切勿随意行手术复位,这不仅是由于开放复位可能引起各种并发症,造成局部过多的损伤,而且骨膜的过多剥离将明显影响骨折的愈合过程。

8.力争解剖对位,保证功能对位

良好的解剖对位方能获得满意的生理功能。因此,对各种骨折,尤其是关节内骨折,应力争解剖对位。对关节功能影响不大的骨折,至少要求达到功能对位。当肌肉、韧带或关节囊嵌顿无法还纳时,应选择最佳时机进行开放复位,以保证其功能恢复。

9.小儿骨折

应以闭合复位为主。因小儿骨骼可塑性强,只要不是对位严重不良者,均可获得满意的结果。但对骨骺分离仍应坚持解剖对位。

10.肢体严重肿胀

应先采用石膏托临时固定、患肢抬高及牵引等措施,让肿胀消退后再行手法复位。否则,在肿胀情况下所获得的对位,一旦肿胀消退,便迅速回复到原位。而且在肿胀情况下操作甚易引起皮肤破损、水疱及外固定选择上的困难。

(二)复位方法

骨折的复位方法主要有以下两种。

1.闭合复位

即通过无血技术达到骨折断端复位目的,临床上常用的方法如下。

(1)徒手复位:即利用术者或助手的手法操作使骨折断端恢复到原位。

1)病例选择。①稳定性骨折:指复位后不会或难以再移位。一般多为横行骨折,或青枝骨折伴有成角移位。②复位后易采用外固定者:可选用四肢骨骼周围软组织较少,易被一般石膏、肢体牵引等固定者。③年龄：一般无限制，年迈者及幼童均可选用。④全身情况：以能忍受麻醉而对全身无明显影响为标准。

2)复位手法操作。①麻醉：以局部麻醉为多用，即将1%普鲁卡因10~14 mL推注至血肿内；或采用神经阻滞麻醉，但全麻很少使用。②体位：视骨折的部位、类型及具体要求不同而异，临床多采用仰卧位及坐位。③手法：可根据骨折的致伤机制及移位特点等不同而酌情选择。操作时除术者外，多有1~2名助手参加固定肢体或协助牵引，主要手法有以下3种。a.按骨折机制复位法：以长管骨骨折为例。术者将双手分别握住骨折端的远侧端和近侧端，将其拉紧，并在牵引状态下将骨折远侧端还原到骨折发生时的终点状态；再在持续牵引下，向骨折前原始状态还原，在达到原解剖对位后再超过5°~10°。术者松开双手，但肢体仍由助手维持牵引；此后再用双手掌部向骨折四周进行加压，以促使碎骨片还纳；以上是对单向移位者的操作要领。对双向移位者（既有前后移位，又有侧向移位），则可分两次进行，每次矫正一个方向的移位。对于临床经验丰富的术者，也可一次操作兼顾两个方向的移位。即根据双向移位的特点与程度，灵活施展手上功夫，使二者同时获得满意的复位。b.徒手牵引复位法：在持续牵引状态下，短缩及成角移位将自然纠正。这是由于骨折周围的肌肉、韧带等均被拉紧，侧向移位的骨折端也被局部处于紧张状态的软组织的压应力所复位，将肢体置于功能位或中间位时，旋转移位也被自然纠正，因此牵引是获得骨折复位最有效、最简便易行的方法。徒手牵引复位一般由术者及助手1~2人操作，助手主要将肢体固定，并协助维持持续牵引。视骨折的部位不同可酌情利用牵引器或牵引带进行反牵引或（和）牵引。术者在施行牵引时，应持续、逐渐加大牵引力，当牵引力已达骨折端呈分离状态时，可让助手继续维持牵引骨折断端牵开间距2~5 mm即可，无须过多。术者在骨折端的四周,按骨折移位的相反方向将移位的骨折端还纳。当达到理想对位时,稳定性骨折则可逐渐放松牵引。如为不稳定性骨折,则应在此牵引对位状态下行石膏、石膏托或夹板等外固定。c.折角复位法:患者对骨折的损伤原因并非都能阐明,因此,对移位明显、需行手法复位而又无法论证其致伤机制者,多采用"折角复位法",此法主要用于四肢长管骨骨折。操作要领及基本要求与前述两种方法相似。术者及助手将患肢置于中间位先行牵引数秒至数分钟后,将肢体远端在牵引下折曲,再加大牵引力,使骨折远端端面一侧的骨皮质与近端端面的同一侧骨皮质相抵,而后再减小折曲角度,并逐渐恢复到解剖状态即可获得复位。操作时切勿用力过猛,并避免对神经及血管拉力过大。折曲角度一般在30°以内,无须超过45°。以上3种为临床上较常用的手法复位技术。此外各家尚有不同经验,均可灵活掌握,但切勿粗暴,以免引起神经及血管损伤。

3)外固定。完成徒手复位后,患肢仍在助手维持牵引状态下采用相应的外固定方式,临床上多选取用石膏管型、石膏托、皮肤牵引或夹板等来继续保持肢体的对位。至此,助手方可停止牵引及对肢体的固定作用。如为石膏制动,应注意塑形,以防错位。

(2)器械复位:指采用某些器械,如上肢螺旋牵引架、尺桡骨复位牵引装置及跟骨复位器等,协助术者对骨折进行复位。

1)病例选择。多是难以复位的骨折。①非稳定性尺桡骨双骨折:一般徒手复位难以操作,更难以在维持对位情况下行外固定术,因此多需协助复位器进行。②跟骨骨折:此种松质骨骨折后多呈粉碎状,因而难以复位,一般需采用可恢复跟骨形态的跟骨复位器进行;对轻型者也可以斯氏钉进行复位固定。③大骨骼骨折:下肢骨折行徒手复位时难以达到所需要的牵引力量,故多需在下肢螺旋牵引架上进行。④年龄:主要用于肌力较强的成年人,幼儿及高龄患者一般禁用。⑤全身情况:适合身体状况较佳、无全身性严重疾患者。

2)具体操作。①麻醉:上肢多采用臂丛阻滞麻醉,下肢多采用单次硬膜外麻醉或腰麻。②体位:视骨折部位而定,一般以平卧位为多用。③操作步骤:视所采用的器具不同而异,现分述如下。a.尺桡骨复位器,此为骨科万能手术牵引床的配套器具。使用时,首先使患者仰卧于牵引床上,将上臂牵引带套至髁上处,使肩关节外展90°,并屈肘至85°～90°,再将患侧5个手指分别夹于手指固定牵引装置上。根据骨折的特点及要求拧紧牵引螺旋,以使尺骨及桡骨分别获得各自所需要的牵引力。此时,术者可在C形臂X线机下再调整牵引力的大小、方向及肢体位置等,并进行手法复位。最后使其维持在理想对位状态进行外固定术。b.上肢螺旋牵引器,此装置主要用于肱骨干、肱骨颈及成人髁上骨折。使用前一般先在尺骨鹰嘴处施以骨牵引,或用布质牵引带套于前臂上方。将上肢螺旋牵引架固定于手术床上,使患肢腋部抵于牵引架上端,并用较厚的棉垫保护以防损伤腋神经丛。再将鹰嘴牵引弓或牵引带挂至牵引架下端的牵引螺旋钩上,屈肘达85°～90°。然后逐渐拧紧牵引螺旋,实施牵引,并可从弹簧秤的标尺上看出牵引力的大小;一般骨折牵引重量为8～12 kg,难以复位者可达20 kg。术者可根据透视结果来判定牵引力是否足以复位。在对位满意的情况下行上肢石膏外固定,一般多辅加外展架。c.下肢螺旋牵引器,其结构原理及使用情况与上肢相似。主要用于不稳定的胫腓骨双骨折复位。使用前多先行跟骨斯氏钉牵引,随后将患肢置于下肢螺旋架上进行牵引复位。此时髋关节、膝关节及踝关节均成90°。骨盆用宽带固定在手术台上,腘窝处垫以厚棉垫。牵引力均超过15 kg,可达20～30 kg。术者需根据透视结果来调整牵引力,并同时进行手法复位。最后患肢在良好对位情况下行石膏管型外固定术。d.跟骨复位器,为两块依据跟骨内、外侧骨骼表面外形设计的金属制品,被固定在螺旋加压装置的弓形架上。使用前,先将跟骨复位器套于健侧足跟部,测量健侧跟骨的左右径,并用胶布做一个标记。将跟骨复位器间距放宽,置于患侧足跟处。确定位置无误后,术者迅速拧紧螺旋,使双侧金属块向心性加压,达到与健侧跟骨同一宽度后,立即放松螺旋,不然会引起皮肤坏死。最后以小腿石膏管型固定,并注意塑形,个别病例可选用小腿石膏托,但仍需塑形。

(3)牵引复位:指利用皮肤、骨骼或兜带牵引达到骨折复位的目的,一般兼具固定作用。

1)病例选择。①不稳定性骨干骨折:因其复位后难以维持对位,尤其不适合于手术病例。②颈椎骨折脱位:一般多需牵引方能达到复位目的,牵引无效者需行开放复位。③幼儿股骨干骨折:4周岁以下患儿一般采用双下肢悬吊牵引,既能治疗又便于护理。④年迈者:有些年迈患者既不适合手术,又不能忍受长期石膏固定,通常以股骨粗隆间骨折等为多见。⑤其他:例如作为器械复位的辅助措施等。

2)牵引方式。包括骨牵引、皮肤牵引及兜带牵引3种形式。这种复位是持续地使骨折逐渐达到复位,具有固定与制动作用(图 3-1)。

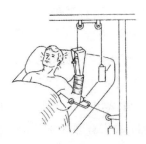

图 3-1　牵引复位示意图

3)操作方法、要领及注意事项。均需按常规要求进行。

2.开放复位

开放复位又名切开复位,指通过外科手术达到骨折还纳原位的目的。一般多与内固定同时完成。

(1)手术适应证。

1)手法复位失败:多因软组织嵌顿或其他原因无法获得功能对位。

2)关节内骨折:使用一般手法难以达到复位目的。

3)手法复位后外固定不能维持对位:例如髌骨骨折、尺骨鹰嘴骨折(也属关节内骨折)、胫骨结节骨折及髂前上棘骨折等。

4)合并血管及神经损伤:多需同时进行手术探查或处理。

5)多发骨折:尤其适用于同一肢体多处骨折,或同一骨骼多段骨折,用闭合复位及外固定手法复位有困难。

6)某些部位骨折:例如股骨干中 1/3、中上 1/3、中下 1/3 的闭合性横行骨折,适合用髓内钉固定,故多同时行开放复位。

7)陈旧性骨折:因局部血肿已机化,一般闭合复位难以达到复位。

8)其他:指因外观需要进行解剖对位的骨折,如女演员的锁骨骨折或肩锁关节脱位,或因职业需要行内固定早期活动的骨折等,均可酌情选择开放复位。

(2)术前准备。

1)按一般术前常规:包括皮肤准备及使用抗生素等。

2)器械准备:除开放复位所需的器械外,因多同时行内固定术,故应一并准备。

3)其他:包括备血、患者精神准备等。

(3)术中注意点:除各种骨折有各自不同的要求外,应注意以下 6 点。

1)严格无菌操作。

2)尽量减少对周围软组织损伤,尤其应避免对骨膜过多剥离。

3)操作轻柔,切忌粗暴,尽量利用杠杆力学原理对骨折端进行复位。

4)出血多者,应及时补充血容量。

5)避免对血管和神经的损伤。

6)对直视下难以判定复位情况者,可于术中摄片。

(4)术后处理:同一般手术后常规。定期摄片观察骨折的对位情况,及时更换已松动的外固定,尤其是内固定不确实者。

第五节 骨折的固定

骨折的固定是维持骨折对位和获得愈合的基本保证,因此必须妥善处理。对之前广泛开展的内固定技术,由于发现其存在难以克服的缺点,目前已采取更为谨慎的态度。

一、固定的基本原则

(一)固定于功能位

必须将肢体固定于功能位,或者是治疗要求的体位,以使肢体最大限度地获得其活动范围,发挥其有效功能。

(二)固定应确实

对骨折局部的固定应确实。一般情况下应包括骨折上、下两个关节,如骨折线距关节面少于 2 cm 时,则可不包括骨折线的远处关节。

（三）固定时间恰当

固定时间应以临床愈合为标准，切勿过早拆除，也不宜过长而影响关节功能的恢复。

（四）可以进行功能活动

未行固定的关节应让其充分活动，以防止出现医源性关节僵硬症。

（五）检查对位

固定后即应通过 X 线片或透视检查骨折对位情况，牵引者可在 3～5 天后进行检查。对复位未达要求者，应立即拆除固定物，再次复位及固定。

（六）及时调整固定

在患肢固定期间，如遇肿胀消退、肌肉萎缩或因肢体本身的重力作用等导致骨折断端移位，应及时更换或调整固定；对使用石膏管型固定中骨折断端出现成角畸形者，应采用楔形切开术矫正。

（七）能用外固定者不用内固定

凡可以用外固定达到治疗目的者，不应使用内固定，以防止切开操作引起的各种并发症。

（八）血液循环不佳者禁用小夹板

由于小夹板对肢体的包缚较紧，易加剧或引起血液循环障碍，故凡是血液循环不良者均不应使用小夹板固定，一般应采用有衬垫石膏托或牵引制动等措施。

（九）酌情下地负重

下肢稳定性骨折可根据固定方式不同而于伤后数日到 4 周下地活动。但不稳定性骨折者，切勿过早负重，以防变位。

（十）拆除外固定后加强功能活动

应及早使患肢充分地进行功能锻炼，以恢复其正常功能。必要时可配合理疗、体疗及其他康复措施。

二、固定的分类

骨折固定主要分为外固定、内固定和框架固定 3 大类。

（一）外固定

为临床上最常用的固定方式，具体包括以下 3 种方式。

1.石膏固定

此法已有 200 多年历史，不仅具有确实的固定作用，而且具有良好的塑形功能，对维持复位后骨折断端的稳定性具有独特的作用，同时也便于患者活动及运送；尤其是对于复位后骨折断端稳定的病例尤其适用。

（1）适应证。

1）稳定性或不稳定性骨折复位后。

2）脊柱压缩性骨折。

3）骨折开放复位内固定后。

4）关节脱位复位后。

5）其他：如骨折延误愈合、畸形愈合纠正术后及各种骨折牵引术后等。

（2）禁忌证。

1）全身状况差，特别是心肺功能不全的年迈患者，不可在胸腹部包扎石膏绷带。

2）孕妇及进行性腹水患者，忌行胸腹部石膏固定。

3）石膏固定后妨碍病情观察时，忌行石膏固定。

（3）准备工作。

1）物品：适当规格的石膏绷带或新型防水石膏、温水（35～40℃）、石膏刀、撑开器、电锯、剪刀、针、线、衬垫物（棉垫、棉纸、袜套）及红蓝色铅笔等。

2）与患者沟通：向患者交代包扎石膏时的注意事项，并向患者家属和患者本人说明石膏固定的必要性。

3）创口预处理：非急诊情况下，应用肥皂清洗患肢，有创口者应先换药。

（4）方法及注意点。

1）防止压疮：在骨隆突处应妥善衬垫，以防皮肤受压。将肢体置于并保持在所需的位置（用器械固定或专人扶持），直到石膏包扎完毕、硬化定型为止。扶托石膏时应用手掌，禁用手指。

2）滚动法：缠绕石膏要按一定方向沿肢体表面滚动，切忌用力牵拉石膏卷，并随时用手掌塑形，使其均匀、平滑、符合体形。

3）修整：石膏包裹完毕或待石膏定形后（需5～8分钟），应将其边缘修理整齐，并修去妨碍关节活动的部分。髋"人"字石膏及石膏背心包扎后，应在腹部"开窗"，以免影响呼吸。

4）注意保护：在易于折断部位，如关节处，应用石膏条加强。患者移动上床时应防止石膏被折断，用枕头或沙袋垫好，石膏未干涸以前，注意勿使骨突处受压。

5）标志：上石膏后应注明日期和诊断，并在石膏上画出骨折的部位及形象。

6)烘干:石膏定形后,可用电烤架或其他方法烘干。但须注意防止漏电和灼伤皮肤。对髋"人"字形石膏则须定时翻身烘烤后面。

7)密切观察病情:如有下列情况应立即劈开石膏,进行检查。①患肢苍白或青紫、明显肿胀或剧痛,并伴有循环障碍;②疑有石膏压疮或神经受压;③手术后或开放伤的患者有原因不明的高热,怀疑发生感染;④有肠系膜上动脉综合征。

8)及时更换石膏:若患肢肿胀消退或肌肉萎缩致使石膏松动,应及早更换石膏。

9)其他:经常改变体位,并鼓励患者活动未固定的关节。

(5)石膏包扎后的注意事项。

1)注意保护:在石膏未干涸前搬运患者时,注意勿使石膏折断或变形,须用手掌托住石膏,忌用手指捏压。将患者放于病床时必须将石膏用软枕垫好。

2)密切观察:抬高患肢,注意有无受压症状,随时观察指(趾)端血运,皮肤颜色、温度、肿胀、感觉及运动情况;遇有变化,立即报告医生并协助处理。

3)对有创口者:手术后及有创口的患者,如发现石膏被血液或脓液浸透,应及时处理。注意病室卫生,消灭蚊蝇,严防创口生蛆。

4)注意护理:生活上给予帮助,以免便、尿浸湿石膏,经常保持被褥平整、清洁及干燥,防止发生压疮,每日用温水或乙醇按摩骨突出部位,并用手指蘸乙醇伸入石膏边缘按摩皮肤。

5)鼓励活动:患者未能下床前,帮助翻身,至少每日4次,并提醒或指导患者做石膏内的肌肉收缩活动。情况许可时,鼓励其下床活动。

6)保温:冬季应对肢体远端外露部位(指、趾等)用棉花包扎保温,但切忌直接烘烤,尤其是在血液循环不佳的情况下。

2.牵引固定

牵引既具有复位作用又是骨折固定的有效措施之一,已广泛用于临床。尤其适用于需要继续复位而又需同时固定的病例,临床上多用于肱骨干骨折。

(1)病例选择。

1)不稳定性损伤:骨干骨折或关节脱位复位后不稳定而需保持对位。

2)需牵引复位:骨折脱位需要持续牵引方能复位,如颈椎骨折脱位等。

3)便于排便护理者:4周岁以内小儿股骨干骨折宜用双下肢悬吊牵引(Bryant牵引)。

4)具体病例选择时注意点:小儿骨骺易受损,穿针时应避开骨骺线或选用皮牵引;皮肤破损、炎症及对胶布过敏者不宜用皮牵引,穿针部位有炎症又无法避开者,不应用骨牵引;老年、神志不清患者忌用头带牵引。

(2)牵引方法:按常规操作。

(3)一般病例牵引的注意事项。

1)注意胶布有无松脱,胶布条远端的扩张板是否保持在正确的位置上。

2)注意贴胶布处皮肤有无水疱或皮炎,如有大水疱,应及时除去胶布,在无菌操作下用注射器抽吸,并换药。

3)经常检查托马斯架或勃郎架的位置,如有错位或松动,应及时纠正。

4)踝关节应保持在中间位,防止足下垂及肢体外旋,冷天应注意患肢保暖。

5)注意牵引重量是否合适,牵引绳有无受阻,牵引绳的方向一般应与肢体纵轴保持一致。

6)注意骨牵引针的出入口处有无感染,对局部略有红肿者可涂2％碘酊,有明显感染者应终止牵引,或更换其他部位进针再行牵引。

7)鼓励患者自动练习肌肉运动及进行足趾或手指的功能锻炼。

(4)骨折脱位病例的注意事项。

1)每日测量两侧肢体的长度,并做记录。

2)在牵引最初数日内可用X线片透视,必要时摄片,以便及时了解骨折对位情况,进行调整。

3)牵引重量的大小,应根据部位、肢体发育、骨折错位、受伤时间和损伤程度等情况而定,一般牵引重量为体重的 $1/12\sim 1/7$,牵引重量应1次加到需要的最大重量,以矫正骨折的重叠移位。如为关节挛缩,则牵引力须逐渐增加。

4)注意远端血液循环及有无神经损伤现象。

5)根据骨折近端移位方向,纠正与调整牵引力线,并应抬高床尾,以达到反牵引作用。

6)为保持牵引的有效性,应注意以下事项。①牵引锤:牵引锤应悬空,不可着地或靠在床架上,滑车应灵活。②牵引重量:不能随便改变牵引重量。做临时护理时,不可随意去掉重量或放松绳索。③牵引力线:牵引绳与被牵引的肢体长轴应成一直线。铺床时注意不可将被单压在绳索上,以免影响牵引力量。④颅骨牵引时:抬高床头,不应随便改变患者的位置。当患者向床头搬移时,须有一人拉住牵引绳,取下重量后再移动。⑤行皮肤牵引时:应注意牵引部皮肤有无炎症或水疱,检查胶布是否滑脱,扩张板是否与床架接触。⑥注意对牵引针眼的护理:骨牵引时应保持牵引钉或针眼处的清洁与干燥,以防感染。⑦防止并发症:患者长期卧床不动及头低脚高位,易发生以下 4 种并发症。a.坠积性肺炎:年老体弱患者易发生,应鼓励患者利用拉手做上身运动,每天定时协助患者坐起,拍击背部(自下而上拍击),并鼓励咳嗽。b.泌尿系统感染及结石:每天定时协助患者改变卧位,多饮水及积极控制感染。c.便秘:调节饮食,多吃高纤维素食物,每日做腹部按摩,必要时用开塞露润肛、灌肠或服缓泻剂。d.血栓性静脉炎:老年患者尤易发生,嘱定时主动活动肢体以促进静脉血回流。

3.小夹板固定

(1)适应证。

因内固定范围较小,易松动,一般用于以下骨折。

1)不全骨折:指无明显移位,而又无须确实固定。

2)稳定性骨折:复位后不再移位或难以移位的骨折,如桡骨远端骨折等。

3)骨折后期:局部已纤维性愈合或已开始软骨愈合者,可以缩小固定范围的措施来代替石膏固定。

(2)禁忌证。

1)错位明显的不稳定性骨折。

2)伴有软组织开放性损伤、感染及血液循环障碍。

3)躯干部位的骨折等难以确实固定。

4)昏迷或肢体失去感觉功能。

(3)准备。

1)根据骨折的具体情况,选好适当的夹板、纸压垫、绷带、棉垫和束带等物品。

2)向患者及其家属交代小夹板固定后的注意事项。

3)清洁患肢,皮肤有擦伤、水疱者,应先换药或抽吸水疱。

(4)方法及注意点。

1)纸压垫要准确地放在适当位置上,并用胶布固定,以免滑动。

2)捆绑束带时用力要均匀,其松紧度应使束带在夹板上可以不费力地上下推移 1 cm。

3)在麻醉未清醒时搬动患者,应注意防止骨折再移位。

4)抬高患肢,密切观察患肢血运,如发现肢端严重肿胀、青紫、麻木、剧痛等,应及时处理。

5)骨折复位后 4 天内,可根据肢体肿胀和夹板的松紧程度,每天适当放松一些,当仍应以能上下推移 1 cm 为宜,4 天后如果夹板松动,可适当捆紧。

6)开始每周酌情透视或拍片 1～2 次;如骨折变位,应及时纠正或重新复位,必要时改行石膏固定。

7)2～3 周后,如骨折已有纤维连接,可重新固定,以后每周在门诊复查 1 次,直至骨折临床愈合。

8)尽早指导患者进行功能锻炼。

(二)内固定(图 3-2)

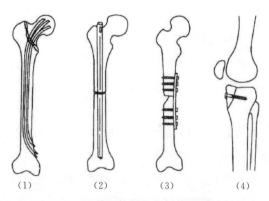

（1） （2） （3） （4）

图 3-2 临床上常用固定方式示意图

(1)Ender 钉固定;(2)Kuntscher 钉固定;(3)钛板螺钉固定;(4)松质骨螺钉固定

即通过外科手术在开放复位或闭合复位后,采用金属或生物材料维持骨折断端对位的技术。

1.手术适应证

基本上与开放复位的病例选择相似,只有对小儿骨折,特别是在波及骨骺处的骨折时才严格控制。

(1)关节内骨折:有移位而又难以通过手法复法达到解剖对位,以肘、膝、踝关节为多见。

(2)外固定无法维持对位的骨折:多是因为强大肌群牵拉,如髌骨骨折、尺骨鹰嘴骨折及胫骨结节撕脱等。

(3)骨折断端软组织嵌顿:多为长管骨骨干骨折或邻近关节的骨折,由于肌肉、肌腱或关节囊嵌入骨折两断端之间而须行开放复位,并同时行内固定术。

(4)开放性骨折:在6~8小时以内清创,创口污染较轻者,复位后也可酌情选用内固定。

(5)多段骨折:包括一骨数折或一肢数折,患者多需开放复位及内固定。

(6)畸形愈合:骨折畸形愈合矫正术后也多选用内固定。

(7)骨折延迟愈合或不愈合:内固定也可与植骨术并用或单独应用(如对骨折断端的加压疗法等)。

(8)其他:凡有开放复位手术适应证者,一般多可同时行内固定术。

2.手术禁忌证

(1)全身情况不佳:指伴有心、肺、肝、肾功能不全而不能承受手术及麻醉。

(2)局部条件不适宜手术:包括局部感染、皮肤缺损而又不能手术修补或局部血运不佳,以及创口污染严重等。

3.内固定的种类

基本方式分为骨内固定、骨外固定及复合式固定3类。

(1)骨(髓)内固定:指内固定物通过髓内腔纵轴对骨折断端起控制作用达到固定目的。提倡这一入路的学者认为外骨膜在骨折愈合过程中起主要作用,内骨膜起次要作用,髓内钉固定技术对骨折的正常愈合过程影响不大。

1)手术适应证:主要用于长管骨骨折。①股骨干骨折:尤以中段、中上 1/3 或中下 1/3 闭合性横行骨折为最佳病例,微斜者也适用,斜面超过 45°者,如并用钢丝等(同种金属材料)可使骨折稳定的,也可选用。②多发骨折:一般为同一肢体两处以上骨折者,或同一骨干多段骨折,其骨折线仍以横行或微斜行为佳。③畸形愈合:长管骨畸形愈合,其骨折线位于中上 1/3 至中下 1/3 之间者,可将其截断后插入髓内钉,既简便又可获得早期愈合。④延迟愈合或不愈合:尤以下肢多见,切除断端处影响愈合的瘢痕、嵌入的软组织及硬化骨等,再插入髓内钉,即可让患者早日下地,并酌情适当负重(必要时辅以植骨),则有利于局部愈合。⑤开放性骨折:在创口清创彻底、创面污染轻和感染机会较少的情况下,也可酌情选用。⑥其他:长管骨延长或缩短矫正术,也可使用。

2)手术禁忌证:①小儿骨折,凡需将髓内钉穿过骨骺线者均禁止使用;②粉碎性骨折,因难以将碎骨片还纳而不宜采用;③长斜行或螺旋形骨折,因局部难以获得确实固定,且该处剪切力较大,髓内钉易折弯、断裂,而不宜选用。

3)髓内钉的种类:目前较多用的有以下几种。①Kuntscher钉:应用较久,为股骨干骨折最常用的内固定物,也可用于小腿骨折。目前仍在使用的 Kuntscher 钉其横断面为梅花形。此外,又出现带锁髓内钉及大直径髓内钉等。前者具有"锁住"作用,有利于骨折的愈合;后者在使用时需用髓腔扩大器,使髓内钉与骨髓腔内骨皮质广泛接触,达到确实固定和早日下地负重的目的。其原理及使用技术大致相似。②V 形钉:其横断面呈 V 形。以往使用较多,其缺点是强度差,尤其是对股骨干骨折难以达到确实制动的目的。目前仅用于肱骨干骨折或胫腓骨骨折等,但其强度仍不足以防止再移位,故选择时应慎重。③Ender 钉:由 Ender 发明,主要用于四肢长管骨中管腔较大者,如股骨干、股骨粗隆间、胫骨及肱骨等。其原理是依据骨骼本身的生物力学特点,以 3 点固定作用来获得对骨折局部制动的目的。该钉具有一定的弹性,其所产生的微动正好有利于骨折端的愈合。10 年前曾风靡一时,现已逐渐降温,主要是由于钉眼的入口处大多位于邻近关节的部位,易感染和影响关节功能的恢复,且其制动作用并不理想,尤其是对骨干两端骨折的固定作用较差。④矩形弹性髓内钉:是由第二军医大学附属长海医院设计的扁形实体钉,主要适用于胫骨骨折,具有操作方便、固定确实等优点。⑤其他:包括常用于股骨颈骨折的三翼钉,用于尺桡骨骨折的 Rush 钉(三角形实体),横断面为带翼方形的 Schneider 钉及用于胫骨骨折的 Lotter 钉(三叶形实体,并有与胫骨相似的弯度)等,各有其优点,可酌情选择使用。

4)手术实施及注意事项。

术前准备:除一般术前准备外,还应注意术野局部,包括钉子出口处皮肤的检查与准备。

髓内钉选择:根据肢体长度及 X 线片测量数据挑选长短、粗细相当的髓内钉。如为 Kuntsche 钉,尚需将其置于患肢或健侧骨骼同一水平位处,一般是在肢体两侧各放置一根直径不一的髓内钉。拍摄正位 X 线平片,以判定其直径与髓腔直径是否一致。

麻醉:上肢多选用臂丛麻醉,下肢常选用硬膜外麻醉。因术中要求肌肉松弛,麻醉必须确实有效。

插钉技术:分两种方式。①闭合式:指不暴露骨折断端的插钉技术。一般在 C 形臂 X 线片装置透视下,由骨干的一端插入髓内钉,当钉头达骨折端时,透视下使两断端复位,再将髓内钉通过断端继续向前插至远侧端骨髓腔内。此时如在荧光屏上显示对位良好,即将其全长叩入髓腔,留约 1.5 cm 钉尾于骨外,以备日后拔出。②开放式:按一般开放复位技术先切开局部,暴露骨折端,在直视下将导针插入近侧端骨髓腔内并叩击,使其尖部穿出皮肤。用尖刀将钉眼扩大至 1.5 cm 左右,再将预选好的髓内钉顺着导针叩入。在髓内钉插入的同时,不断地将导针拔出。当髓内钉头部抵达骨折断端外露 0.5 cm 时,可于牵引下使双侧骨折断端呈折曲状,并让骨折远端髓腔套至髓内钉头部,再用持骨器维持对位,并继续叩击钉尾使其进入骨折远端,当抵达预定长度时终止。钉尾留于骨外 1.5 cm 左右,切勿过长,否则会影响关节活动。更不可过短,以免难以拔出。

以上是 Kuntscher 类髓内钉的基本操作要领。对其他特殊类型者,包括记忆合金材料等,还需依据不同的设计要求灵活掌握。扩大髓腔的术式虽有固定坚强、可早期下地等优点,但对髓腔的破坏大,且易诱发脂肪栓塞,在选择时应加以注意。

5)术中遇到难题的处理对策:在髓内钉插入术中常会遇到各种意想不到的难题,术者往往十分被动。因此,术前对病例应充分加以估计,以免术中措手不及。临床上常遇到的问题主要有以下几种情况。①进钉困难:钉子进入髓腔中段后,即使重锤叩击也无法继续进入。其主要原因是由于髓内钉过粗或选择不当,对髓腔的直径及弯曲度估计不足,或者钉头偏歪而插入骨皮质。若用力叩击针尾,必然引起骨干劈裂或髓内钉穿出骨皮质,导致骨折。对上述情况处理对策如下,a.及早将钉退出:这是最佳选择。先复查 X 线片上股骨的髓腔直径(减去直径 10%～15% 的放大系数),然后替换为稍细的髓内钉叩入。如果因髓内钉头部插入骨皮质内,则需变更钉头插入方向。b.骨皮质旁开槽:术中一旦髓内钉既打不进、又拔不出,则需在骨干的一侧开一长槽,暴露钉尖,再向相反方向叩击将其退出,取下骨片保存备用,并按前法处理。取下的骨片原位嵌入,必要时辅以钢丝固定。c.截断髓内钉:依前法仍不能取出髓内钉时,则只好于尾端将其截断,然后再依据钉尖是否超过骨折线而采取不同的处理措施。钉尖已过骨折线者,如骨折端牢固,侧向或成角加压后无移位者,仍按原计划处理,肢体外方附加石膏托或管型石膏固定。如断端仍移动变位,则应附加超过上下关节的坚强外固定,如髋"人"字形石膏等。钉尖未过骨折线者则可于术中更换其他内固定方式,包括钢丝、钢板、加压钢板等。但切记无确实内固定的患者,必须要有确实的外固定。②骨折断端髓腔消失:主要见于陈旧性骨折假关节形成的患者。此时骨折端被缺乏血供的硬化骨充填,可在手术中将其切除,骨端中央的骨髓腔凿通,然后再按开放式髓内钉插入术进行。③粉碎性骨折的处理:术前由于拍片角度不对,或阅片不仔细,以致在X线片上未能发现无移位的骨折碎片。当术中发现有碎片存在时,原则上仍应按原计划行髓内钉固定术,并对碎骨片酌情附加钢丝内固定等,以防移位及影响骨折断端的稳定性。④骨质缺损:有骨质缺损者原则上不行髓内钉固定术。在对开放性骨折施行髓内钉插入的同时行植骨术;有感染可能者,先行髓内钉固定术,伤口愈合后再行植骨处理。

(2)骨外固定:指内固定物位于骨皮质外方,借助骨自身或是通过附加的固定物将骨折断端稳定住,并维持对位的技术。

骨外固定的种类较多,常用的有:钢板螺丝钉、螺丝钉、钢丝、加压钢板、骨栓钉、特殊形态钢板及张力带固定装置等。

1)钢板、加压钢板及特殊形态钢板:临床上较为常用的骨外固定方式之一,虽已有 100 多年历史,但仅在近 20 年发展较快。在一般钢板基础上,又出现了加压钢板及各种特殊形态钢板等,并以后两者使用较多。

2)病例选择:多适用于需内固定的病例。从疗效来看,更适合以下骨折类型。①非稳定性长管骨骨折:这种骨折不适用髓内钉,以钢板或加压钢板内固定效果较好,尤其是对于需早日下地负重或持重者。②近干骺端骨折:可依据骨折线的类型不同选用相应规格、形状的特殊钢板,将断端固定。由于骨折线多邻近关节,其形状设计个性化也较明显。例如肘上处的 Y 形、V 形钢板,股骨上端及髁上的 L 形钢板等,均需根据骨折特点而灵活掌握。③开放性骨折:骨端外露会造成局部污染及感染扩散,因此不适宜做髓内钉固定。④其他各种类型的骨折:可根据具体情况酌情选用。一般钢板由于其负载力量较小,仅用于剪力不大的骨干骨折,如手部、前臂骨折等。加压钢板虽可加压,但其厚度较大,不适用于软组织覆盖较少的部位,并且其压应力过大,对骨骼血运不佳的部位应慎重选择。

3)手术原理及注意事项。①一般钢板:根据钢板质量及其长度、厚度及形态设计,在单位截断面上的力学强度必须大于骨折局部静止状态下剪应力值的数倍以上。在此前提下,要求钢板的长度应超过固定骨干直径的 4 倍,宽度不少于周径的 1/6,厚度多为 1～2.5 mm。手术时,应将钢板置于有张力的骨折侧,起固定作用的螺丝钉必须恰好穿过内外两侧的骨皮质,并且不宜过长。螺丝钉之间一般呈平行状,并应左右交错。②加压钢板:指厚度在 3.5 mm 以上的加厚钢板,用于大骨骼的钢板厚度可达 4.5 mm 以上,根据其加压机制不同又可分为:a.自动加压型(当螺丝钉拧紧时,利用钢板上钉孔的斜坡,使骨折端自动向骨折线处靠拢;向中线靠拢的压应力可促进骨折愈合;这种术式较为简便,但其加压作用有一定限度);b.加压器型(即利用特制的加压钢板加压器使骨折端靠拢,并产生有利于骨折愈合的压应力)。加压钢板自20多年前广泛应用之后,由于其应力遮挡作用,即宽而厚的钢板阻塞了骨骼的正常血液循环通路,容易引起骨折局部的骨质疏松及血液循环障碍,以致在拆除钢板后局部易再度出现骨折而带来新的治疗困难。尽管对以 AO 系统为代表的加压钢板做了某些改进,例如将钢板的骨侧接触面开槽,以改善局部的血液循环;选择最佳拆除钢板时机,拆除后对肢体附加保护等,但困难均未获得根本解决。因此,使用加压钢板时应全面考虑,这也是许多骨科医师更乐于采用髓内钉的原因之一。在操作方法上,除仍应遵循一般钢板的基本技术要求外,为防止钢板对侧骨折处分离,应首先从最靠近骨折线的钉孔处钻孔加压,各螺丝钉必须与骨干纵轴完全垂直。③特殊形态钢板:临床上常见的 L 形、Y 形、T 形及V 形钢板,主要用于肱骨髁上、股骨髁上及胫骨上端的 T 形骨折、Y 形骨折、V 形骨折、横行骨折及粉碎性骨折等。目的是利用不同形态的钢板设法将不同类型骨折的大骨折片或骨块加以固定,以有利于早期功能活动。在使用时应尽可能避免将内固定物包括螺栓钉等刺入关节腔内,也不可刺入肌肉组织中。注意避免误伤周围神经及血管。

4)螺丝钉:是使用较广的内固定方式之一。根据螺纹间距及用途等不同而又可分为皮质骨螺丝钉与松质骨螺丝钉两种。目前引进的 AO 系统螺丝钉比一般螺丝钉粗,其螺柱直径为300 mm,而螺纹直径为 4.5 mm。使用时需先用螺丝钻在骨骼外钻孔,再将 AO 螺丝钉导入。这种方式由于可以使螺丝钉对骨质的控制更为牢固,而一般螺丝钉是自动旋入,螺纹与骨质的接触面较小,因而控制作用也小于前者。

螺丝钉主要用于骨骼端的撕脱性骨折,如内外踝、内外髁、桡骨茎突、尺骨鹰嘴等处以及长管骨的斜行骨折及胫腓下关节分离等。

5)其他:①钢丝,常用的内固定材料,因使用时易在打结处折断,故一般多用作其他内固定的附加措施,或是用于一般的长管骨斜行骨折及髌骨横行骨折等;对于稳定性脊柱骨折,也可用作棘突结扎固定术的材料;②骨栓钉,主要用于胫骨平台骨折,术中将其复位后,酌情在塌陷的平台下方放置植骨块,为防止再移位,多选用骨栓钉固定;③张力带固定,即利用内固定物对骨折断端的张应力维持骨折对位,特别适用于撕脱性骨折,如鹰嘴撕脱骨折、内外踝部骨折、髌骨骨折及肩峰骨折等;④Luque/Harlington技术,属于骨外固定的一种方式,但更多用于脊柱侧弯病例。

(3)复合式固定:用于脊柱骨折时的脊柱椎弓根螺丝钉复位固定技术及用于股骨上端骨折的鹅头钉等技术均属此项。

(三)框架固定

指用一个金属框架将多根穿入骨骼中的钢针联结成一整体结构,并对骨折断端起固定作用。一般情况下也兼具复位作用。

经过几十年的临床应用和改进,目前,框架固定被认为是最佳的骨外固定结构。此外,东欧及意大利等国也有新的设计。近年来此项技术正在国内兴起,尤其是中西医结合的创伤骨科医师做了大量工作。其兼具内外固定的优点,而且可调整骨折对位,能早期负重和活动,具有一定的优越性。但这种装置的钢针大多要穿过骨骼外方的肌群,易引起感染,且可能误伤骨旁神经、血管,因此在选择时应慎重考虑。

其操作技术视设计不同而要求各异。基本方法是斯氏钉贯穿技术,对骨科医师一般多无困难。但必须避开神经、血管、骨骺线及关节囊。

（四）其他

随着人工关节的开展，对近关节部的骨折，一旦发现其复位困难、固定过久影响功能，或者对年迈体弱、不能长期卧床的患者，也可予以人工关节置换。临床上多用的是人工股骨头置换术。

第六节 骨折愈合及影响骨折愈合的因素

一、概述

当骨折断端获得良好复位、坚强牢靠固定和积极有效的功能锻炼后，断端以哈弗系统骨内模造的方式直接修复，无明显骨吸收。同时，通过膜内化骨形成少量连续外骨痂。这样骨折愈合快，功能恢复好，愈合后的骨强度与刚度高，可避免或减少骨不连和再骨折等并发症。

从组织解剖学的观察来看，骨折是活着的骨组织及其相邻近组织的破裂，骨折愈合过程则是骨折断端之间组织的修复反应。其他大部分的组织修复都是以瘢痕形成的方式完成，仅有骨折的愈合修复过程不同，骨折的愈合与修复由非常类似骨的原有模式的骨组织完成。近年来，国内外学者已对骨愈合的形态学、组织学、组织化学、生物学、生物化学及生物物理学等方面进行了全面而深入的研究，比较详细地阐明了骨折愈合的定义、时间及部位等，但至今仍不知骨折愈合的详细过程。

骨科医师能做的是为骨折修复创造一个良好的条件，使骨折能按其自然修复的规律顺利愈合，要达到此目的，必须了解骨折愈合的基本过程、不同的愈合方式及其影响因素，来指导骨折的治疗。

二、有关骨折修复活动的最新研究

(一)核运动

Tonna 和 Cronkile(1961,1962)即用氚化脱氧嘧啶标记细胞核,在免疫放射荧光显微镜下观察到小鼠股骨干骨折 DNA 的合成,其中核运动大于有丝分裂,低龄鼠的反应大于高龄鼠,定量变化大于定性改变。

当机体骨折、软组织损伤和内出血后,骨髓和胸腺内表现有丝分裂增加。在损伤初期骨折局部及周围广泛的核运动可视为这些反应的一部分,骨折后骨膜反应一般持续 1～2 天,是非常短暂的。注射缓激肽可引起胸腺和骨髓短暂的有丝分裂,并释放有丝分裂的物质进入周围环境。有丝分裂激素可能是反应性的,甲状旁腺素量的增加也属于对出血的一种反应。邻近骨的骨膜核运动,其明显是为修复增生所作的准备,尤其是促进骨痂的形成。

(二)肥大细胞浸润

正常情况下,在没有骨化的骨组织内有少量肥大细胞,其在骨髓内难以区分单核细胞和干细胞。在骨折早期,肥大细胞浸润至骨折断端,此时用特殊的固定和染色方法可以区分颗粒细胞的来源。观察肥大细胞在骨膜骨痂中的分布,从未在骨和骨骺中发现肥大细胞,但却在纤维骨痂中发现其存在。动物试验发现,当鼠骨形成时被可的松阻滞,肥大细胞数目则增加。当生长激素和甲状腺素加快修复时,肥大细胞出现早于正常,肥大细胞数目相对平衡。肥大细胞的聚集并不是骨折修复的特点和成骨细胞出现的征兆。相反,当对未成熟鼠喂养缺乏钙和维生素 D 的饮食时,骨生长停止数周后,有大量肥大细胞聚集,特别是在骨骺第二发生中心内层。此时给予维生素 D,则恢复生长,肥大细胞分散和数目减少,颗粒也减少。在钙缺乏鼠的骨折修复中,肥大细胞聚集在骨内层和骨髓中,并且以后只聚集在骨膜的骨痂内。肥大细胞的颗粒含有肝素、组胺和 5-羟色胺,它们可能释放一种或多种物质进入骨折部位。肥大细胞脱颗粒和释放活性物质与骨折区域的炎症反应直接相关。

(三)创伤性无菌性炎症

骨折后跟随组织损伤和出血而来的炎症反应,包括局部肿胀、富含蛋白质的渗出液、中性粒细胞的转移和肥大细胞的聚集。一开始的炎症反应与继发性骨愈合,热、电位差和化学因素,甚至细菌性骨髓炎等有关。实验证明每天给予吲哚美辛(消炎痛)喂养股骨骨折的实验鼠,其骨折愈合的定性、定量和机械强度均减少,而且骨痂也少,骨折区域的桥接也差。

(四)反馈机制

在生理状态下,骨成分就像恒温器一样,仅在小范围内规律变化,此过程由神经系统、内分泌系统及局部状态所调节,维持在相当狭窄的范围内。激素可以影响骨的钙化或脱钙。局部的反馈机制可能控制骨折愈合,早期具有创伤特征,以后则循序渐进。这种反馈机制能够解释长骨制动可以抑制骨痂的形成,当骨折断端有骨痂连续生长后,多余的骨痂和废用的骨质可以根据需要进行清除。反馈机制是同时存在的,当功能发生改变时,骨的结构也随之改变。机械应力可保持和改变骨的结构。既往对这种调节机制的认识相当模糊,直到生物电位被发现。

（五）骨的电能

根据 Yasuda 和 Fukada 的研究可以发现：①在机械应力下骨质可以出现电位变化，压力侧带负电，张力侧带正电。②长管骨承受外来应力时，压缩侧可有新骨形成。③正负极差异：电极的负极作用处有新骨形成，而正极作用处则有骨吸收现象。

骨电位学的深入研究证明，活骨、死骨、脱钙骨都存在 Piezo 电。Piezo 电可能关系到骨的结构和结晶。胶原具有 Piezo 电特征，它可以根据电位的改变而改变它的伸展度和形态。Piezo 电在骨折愈合过程中不是恒定的，然而骨可以从其他来源中接受电位差。内在性电位由血流和代谢活动以及周围肌肉而来。

研究证明，长管骨正常情况下有一种恒定电位，干骺端为负值，骨骺端为正值，骨干为正电位或零电位。骨折后整根骨为负电位，干骺端电位更低，骨折端电位低于干骺端，骨折愈合则电位恢复正常。

（六）骨折愈合新概念与骨折治疗

1.骨折愈合的形式

骨折愈合有Ⅰ期愈合与Ⅱ期愈合。Ⅰ期愈合是毛细血管和哈佛系统直接连接起来。根据连接程度，又可分为接触愈合和间隙愈合，X线片上不显示外骨痂。Ⅱ期愈合经过炎症、修复反应，以外骨痂形式改建连接起来，X线片上可以见到外骨痂。通常的骨折愈合是Ⅱ期愈合。

2.骨痂形成的必要条件

骨痂形成的必要条件是微动、血运和应力。骨痂的数量与活动及血供的平方成正比（$C = mv^2$）。

3.应力遮挡保护作用对于骨折愈合的影响

坚固内固定必然会减少骨折部位生理应力传导,即所谓应力遮挡效应,避免导致骨折部位的骨质发生废用性萎缩,在取出内固定后,有可能发生再骨折。此外,骨折愈合的强度与内固定的强度成反比。

三、骨折愈合的分期

骨折愈合是一个连续的过程,不同的阶段有不同特点。骨折愈合大体上分为炎症期、修复期和改建期 3 期,以及下文阐述的肉芽组织修复期、原始骨痂形成期、骨性愈合期和塑形期 4 期的两种分期。后者较为公认。

(一)肉芽组织修复期

骨折后由于骨与软组织及其伴行血管断裂,早期出现创伤性炎症反应。骨折断端形成由血液、渗出物及组织细胞侵入的血肿,此时骨折断端表面血供断绝,以致断端部分吸收。血块可逐渐分解,周围有毛细血管中的白细胞及吞噬细胞游走,血肿周围的毛细血管增生,在血管周围产生成纤维细胞,这些细胞和毛细血管从四周侵入血肿和坏死组织中,并将其分割包围。血肿被吞噬细胞清除后演变为肉芽组织,填充在两骨折断端之间及其周围组织,使断骨得到初步连结,逐渐形成纤维性愈着(合),这种肉芽组织大多较脆弱,易出血。骨折断端仍可活动,X 线片上不显影,本阶段持续 2~3 周或更长时间。

(二)原始骨痂形成期

1.骨痂来源

骨痂是骨折断端新生的骨组织,其来源如下。

（1）血肿机化：血肿机化早期为肉芽组织，随着钙盐的沉积，再由软骨骨痂阶段逐渐转化为骨性骨痂，称为软骨内化骨。

（2）骨外膜成骨：在骨折后 24 小时内骨外膜逐渐增厚，成骨细胞增生，新生血管长入骨膜深层，1 周后即形成骨样组织，并可将骨折断端连接起来。最后有钙盐沉积，并形成新骨，即骨膜外化骨。

（3）骨内膜成骨：与骨外膜相似，是骨髓腔的骨内膜在骨折后与骨外膜以同样方式形成骨化。

2.骨痂分类

此外，也可根据骨痂在骨折端的位置不同而分为如下几种。

（1）外骨痂：指包绕于骨折端外围的骨痂，其与骨皮质密切结合，越靠近两断端中部越厚，使整个骨折断端形成梭形外观。

（2）内骨痂：指填充于骨髓腔内的骨痂，数量不多，但质量大多较优，实际上是以膜下化骨为主。

（3）桥梁骨痂：位于骨折断端皮质骨之间，直接连接骨折断端皮质。其质量更优于前两种，但形成时间较久。

当内、外骨痂和桥梁骨痂完全融合，其强度能够抵抗肌肉收缩引起的成角、旋转和剪力时，即达到临床愈合。

（三）骨性愈合期

在临床愈合后，骨痂密度及质量逐渐增加，骨小梁数量增多，排列渐趋规则，新骨已完成爬行代替过程，并将死骨清除。原始骨痂被改造成板状骨，从而达到较为坚强的骨性连接，骨髓腔多为骨痂封闭。一般需 8～16 周完成。

（四）塑形期

本期是对新生骨组织，按照力学原理重新塑造的过程。由于成骨细胞和破骨细胞继续作用,将多余的骨痂吸收,力学强度不足之处通过骨膜内化骨加以补充。同时,髓腔再通,最后使骨折痕迹在组织学和影像学上逐渐淡化、消退直至完全消失。这段时间幼儿及青少年需 8 个月至 2 年,成年人则需 2～5 年。

四、影响骨折愈合的因素

影响骨折愈合的因素很多,归纳起来主要是全身因素和局部因素两大类。在骨折处理中应当保护和发挥有利因素,消除不利因素,促进骨折更好地愈合。

(一)全身因素

1.年龄

不同年龄之间,骨折愈合速度差别很大,儿童骨折愈合迅速,年龄越小愈合越快,青年人愈合稍慢,成年人更慢,老年人的骨折愈合时间可为青少年的 1 倍以上。

2.健康状况

全身状态不佳,包括营养不良,严重的肝病、肾病、恶病质、老年性骨萎缩及骨软化等状况下,骨折愈合缓慢。

(二)局部因素

1.局部血液供应

骨折局部血供状况是骨折愈合的根本条件,血供不佳必然影响骨折愈合。骨的正常血供来自骨的主要营养血管及关节囊、韧带和肌肉附着处。长骨粉碎性骨折由于断裂的骨片失去血供,其愈合过程必然十分缓慢。

2.骨折类型

闭合性骨折较开放性骨折愈合快;长斜面骨折较短斜面骨折

愈合快;严重粉碎性骨折不利于愈合;骨缺损时则易形成骨不连。

3.软组织损伤情况

严重软组织损伤或缺损时,由于骨折局部血供受限而不利于骨折愈合。

4.骨膜完整性

骨折端骨膜剥离部分越广泛,骨折局部缺血程度越严重,直接影响膜下成骨,进而影响骨愈合的进程。

5.骨折断端的接触和稳定

骨折断端间充分接触,无软组织嵌入或分离则愈合快,此时局部有一定生物力学压力有利于骨折愈合。

6.感染的影响

开放性骨折若发生感染则影响愈合,尤其是骨愈合的质量。内固定手术后感染也不利于骨折愈合。

7.其他

包括骨折的部位不同,治疗及时与否及手术时对骨膜损伤情况等,均影响骨折的愈合。

五、骨折愈合标准

(一)临床愈合

临床愈合的主要标准如下。

(1)骨折局部无压痛及纵向叩击痛。

(2)局部无反常活动。

(3)X线片显示骨折线模糊,有连续的骨痂通过骨折线。

(4)外固定解除后肢体能满足以下要求:上肢能向前平举 1 kg 达 1 分钟;下肢能不扶拐在平地连续行走 3 分钟,并不少于 30 步(注意切勿提前测试,以免造成再骨折而影响愈合)。

（5）连续观察两周骨折处不变形。

从观察开始之日起推算到最后一次复位的日期，为临床愈合所需时间。

（二）骨性愈合

在临床愈合的基础上，骨痂的范围、密度及质量进一步优化，骨折断端爬行代替完成，骨髓腔为骨痂充填，骨折块之间形成骨性连接，并足以抵抗较大外力而不变形。X线片显示骨痂与骨质界线已分不清，骨折线完全消失，骨痂边缘清、体积小而致密，即为骨性愈合。

第四章　上臂骨折

第一节　肱骨干骨折的致伤机制与分类分型

一、概述

1.解剖特点

肱骨干上方为圆柱状,中段以下则近似三角形;近髁上部又呈扁形。于肱骨中上 1/3、三角肌附着点以下,为桡神经沟部位,有桡神经和肱深动脉绕过该沟向下走行。

肱骨干骨折时与骨折断端移位有关的肌群主要有胸大肌、三角肌、肱二头肌、肱三头肌、背阔肌、大圆肌和喙肱肌等。因此,在主要肌群附着点的上或下的骨折,其移位方向可以截然不同,对手法复位的成败至关重要。

2.发病率

肱骨干骨折多见于青壮年患者,发病率占全身骨折的 1%~1.5%。除交通意外、工矿事故外,以运动训练伤多见。

3.骨折范围

肱骨干的解剖范围指肱骨外科颈远端 1 cm 以下,相当于胸大肌起点上方,下端至肱骨髁部下方 2 cm 以上的骨干。

二、致伤机制

肱骨干骨折主要由以下 3 种暴力所致。

1.直接暴力

常发生于交通意外、工矿或工伤事故。由外来暴力直接作用于肱骨干局部,包括重物撞击、压砸等,以致在受力处常有1个三角形骨块(底部在受力侧,尖部在对应处)(图4-1)。在战争情况下则以火器伤所致的开放性骨折多见,骨折多呈粉碎状。

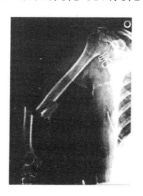

图 4-1　直接暴力致肱骨干骨折 X 线正位观

2.间接暴力

跌倒时因手掌或肘部着地导致。由于身体多伴有旋转或因附着肌肉的不对称收缩,骨折线多呈螺旋形或斜行(图4-2)。多是生活伤,家庭、学校为多发场所。

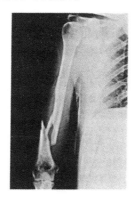

图 4-2　间接暴力致肱骨干骨折 X 线正位观

3.旋转暴力

主要是因为肌肉收缩所致,又称为肌肉收缩暴力,以军事或体育训练的投掷骨折及掰手腕所引起的骨折最为典型。发于肱骨干的中下 1/3 处,其主要由于肌肉突然收缩,引起肱骨轴向受力,骨折线多呈螺旋形,并伴有不同程度的移位。

三、骨折断端的移位

骨折断端移位除取决于暴力的方向及骨骼本身的重力外,与肌肉的收缩也有直接关系。

1.骨折线位于三角肌附着点以上

骨折近侧端受胸大肌、背阔肌及大圆肌作用而向内移位,呈内收状;骨折远侧端则因三角肌收缩而向外上方移位,并同时受纵向肌群的作用而出现短缩。

2.骨折线位于三角肌附着点以下

骨折近侧端受三角肌及喙肱肌的作用而向前、向外移位,骨折远侧端因纵向肌群作用而产生向下的移位。

3.骨折线位于肱骨干下 1/3

两端肌肉拉力基本平衡,其移位方向及程度主要取决于外力方向、强度,肢体所处位置及骨骼本身的重力等。此处骨折易合并桡神经损伤,尤其是投掷骨折,桡神经有可能被嵌夹于骨折断端之间,加上受伤时的肢体向远端牵拉,从而加重桡神经损伤的程度。但完全断裂者十分少见。

以上是典型的移位情况,但大型机器损伤所引起的碾轧伤,往往导致肌肉组织的毁灭、断裂,其骨折断端移位多不典型,甚至可无移位。

四、骨折的分类及分型

根据分类要求不同,肱骨干骨折可有多种分类及分型。

1.按骨折部位分类

一般分为肱骨干上 1/3 骨折、中上 1/3 骨折、中 1/3 骨折、中下 1/3 骨折及下 1/3 骨折 5 种。

2.按骨折部位是否与外界交通分类

可分为开放性骨折及闭合性骨折两大类。

3.按骨折线状态分类

一般分为横行、斜行、螺旋形及粉碎性骨折 4 种。

4.Müller 分类

属 AO 治疗方法选择的分类标准,一般将其分为 3 种类型。

(1)简单骨折:包括螺旋形骨折、斜行骨折和横行骨折 3 种亚型。

(2)楔形骨折:包括螺旋楔形骨折、斜行楔形骨折和横行/碎裂楔形骨折 3 种亚型。

(3)复杂骨折:有螺旋粉碎性骨折、多段骨折及不规则骨折 3 种。

这种分类便于 AO 钢板内固定的选择,但研究者认为,对肱骨干骨折髓内钉更为适用,因此此种分型仅有相对意义。

第二节 肱骨干骨折的诊断与治疗

一、诊断

肱骨干骨折的诊断一般均无困难,主要依据如下。

1.外伤史

一般较为明确。

2.临床表现

(1)疼痛:表现为局部疼痛、环状压痛及传导叩痛等,一般均较明显。

(2)肿胀:完全骨折尤其是粉碎性骨折局部出血可多达 200 mL 以上,并因创伤性反应,局部肿胀明显。

(3)畸形:在创伤后,患者多先发现上臂出现成角及短缩畸形,除不完全性骨折外,一般多较明显。

(4)异常活动:在伤后立即出现,患者可听到骨摩擦音,就诊检查时无须重复检查,以免增加患者痛苦。

(5)功能障碍:较明显,且患者多采取用健手扶托患肢的被迫体位。

(6)并发症:骨折线多波及桡神经沟,桡神经干紧贴骨面走行,较易被挤压或刺伤;周围血管也有可能被损伤。因此在临床检查及诊断时务必对肢体远端的感觉、运动及桡动脉搏动等进行检查,并与对侧对比观察。凡有相关合并症,应在诊断时注明。

3.影像学检查

正侧位 X 线片可明确显示骨折的确切部位及骨折特点。

二、治疗

根据骨折部位、类型及患者全身具体情况等不同,酌情灵活掌握。

(一)青枝骨折及不完全性骨折

仅用上肢石膏托、中医夹板＋三角巾或充气性夹板固定均可。

（二）一般移位的骨折

指小于30°成角移位，不超过横断面1/3的侧向移位，以及斜行或螺旋形骨折、短缩移位在2 cm以内者，可按以下程序处理。

1.复位

局部麻醉或臂丛阻滞麻醉下，采取徒手操作即可，无须特殊设备或骨牵引。

2.固定

上肢悬垂石膏固定方便、易行，一般固定5天左右，当石膏松动时，可更换石膏，而后持续4～6周酌情拆除。

3.功能锻炼

在石膏固定期间即开始做肩及手部的功能活动，拆除石膏后应加强肘部的功能锻炼，以防僵硬发生。

（三）明显移位的骨折

指骨折断端移位程度超过一般移位，骨折大多发生在肱骨中上1/3者，可酌情选择以下疗法。

1.尺骨鹰嘴牵引＋外固定

对移位明显的年迈患者，可通过尺骨鹰嘴克氏针，患肢0°外展位持续骨牵引，使骨折断端达到复位。持续2～3周，局部较为稳定后再更换上肢悬吊石膏固定，并开始肩、手部早期功能活动。

2.手法复位＋外展架固定

对青壮年，尤其是骨折线位于三角肌附着点以下的，可利用上肢螺旋牵引架及尺骨鹰嘴骨牵引施以手法复位，并以上肢石膏加压塑形，经X线片检查对位满意后行上肢外展架固定。4～5周后酌情拆除上肢石膏，先在外展架上活动，1～2周后再拆除外展架。复位失败者，可行开放复位＋内固定术，术后也可在外展架上持续牵引。

3.骨外固定架复位及固定

多用于开放性骨折伴有明显移位者,可于清创术后采用 Hoffmann 架或其他形式的外固定架进行复位及固定。在穿针时应避开神经及血管,一般多在上臂的前外侧处进针,以免误伤。

4.开放复位＋内固定

对闭合复位失败的,原则上应考虑开放复位及内固定术,尤其是年龄较小及伴有桡神经受压症状需做神经探查术者。复位后可根据骨折断端的形态、部位及术者的习惯等来选用相应的内固定物。目前以交锁髓内钉最为常用,V 形钉及 Ender 钉等髓内固定方式已较少使用;也可用钢板固定,但缺点是骨折易愈合不良,术中有时需显露桡神经,二次手术取出内固定时易损伤桡神经。

(1)手术适应证。

1)绝对适应证:包括开放性骨折、漂浮肩或漂浮肘、血管损伤、双侧肱骨干骨折及继发性桡神经损伤。

2)相对适应证:包括节段骨折、保守治疗失败、横行骨折、肥胖、病理性骨折、骨折不愈合、神经系统功能障碍(帕金森病)、臂丛损伤及原发性桡神经损伤。

(2)内固定选择。

1)髓内钉:肱骨干骨折首选髓内钉固定,包括交锁髓内钉和普通髓内钉。交锁髓内钉目前应用最为广泛,有助于避免术后继发骨折断端旋转移位;普通髓内钉临床应用逐渐减少,如 V 形钉、Ender 钉和膨胀钉。

术前准备:除常规准备外,主要是根据肱骨髓腔的粗细,选择及准备相应规格的髓内钉或其他内固定物。根据患者健侧肱骨正侧位摄片,选择相应直径和长度的髓内钉。

麻醉:臂丛阻滞麻醉较为多见,也可选用全麻。

体位:仰卧位,将患肢置于胸前即可。

肩部切口:将上臂内收内旋,在肩峰下缘肱骨大结节部的皮肤上做一个纵行小切口,分开三角肌,显露大结节,并在大结节部凿1个小骨孔。

复位:复位技术包括闭合复位和切开复位,闭合复位优势在于保护骨折断端血运,应优先予以考虑。但当骨折复位不充分,尤其对于斜行或螺旋形骨折,髓内钉固定可能导致骨折断端接触减少或骨缺损,增加骨不连风险。一般以骨折部位为中心做上臂前外侧切口,长度为6~8 cm。沿肱二头肌与肱三头肌间隙纵行分开即显露骨折断端,保护桡神经干,清除局部凝血块及嵌压坏死的软组织,将骨折复位(或试复位)。

顺行髓内钉内固定术:酌情选用相应的内固定物。

一般髓内钉:多选用 V 形钉或 Ender 钉,其操作步骤如下。①肩部切口,将上臂内收内旋,在肩峰下缘肱骨大结节部的皮肤上做一个纵行小切口,分开三角肌,显露大结节,并在大结节部凿一个小骨孔。②打入髓内钉,将选好的髓内钉沿肱骨干的纵轴方向,从骨孔打入近侧骨折断端,使露出骨折断端外的钉尖不超过0.5 cm,以利于复位。③将髓内钉穿过骨折端、固定,在前者基础上,用手法或用持骨器使骨折断端准确对位,继续将髓内钉逐渐打入远侧骨折断端内,直到仅有钉眼部分露在骨孔外为止。髓内钉固定后必须使骨折断端紧密接触,以利于愈合。

交锁髓内钉:可按前法相似操作。但闭合操作要求在 C 形臂 X 线机透视下,直接从肩峰切口,通过大结节插入。目前所用为 RT(Russel-Taylor)型肱骨髓内钉,其直径分别为 7 mm、8 mm 和 9 mm,近端直径为 9 mm;其中 7 mm 直径的为实心髓内钉,另两种为空心髓内钉。髓内钉的近端和远端均使用 4 mm 全螺纹自攻型螺钉交锁;要求螺钉穿透对侧皮质,以防止髓内钉旋转。此外,RT 肱骨交锁髓内钉配有一独特的近端交锁螺钉导向器(近端瞄准器及引导器),使得近端交锁螺钉能够准确锁定髓内钉。由于具备以上设计特点,RT 肱骨髓内钉可适用于肱骨干横行或粉碎性骨折、骨不连及病理性骨折。操作步骤包括:①插入髓内钉,以大结节顶部内侧为髓内钉插入口,将曲柄锥准确插入至肱骨外科颈内,并经透视根据定位证实。②导针的插入,拔出曲柄锥,插入直径 2.0 mm 球型髓腔锉导针,使导针通过骨折近、远端髓腔直至鹰嘴窝上 1~2 cm,经透视证实导针位于肱骨髓腔内。③扩髓,沿导针插入球型髓腔锉,其直径为 6~11 mm。首先采用直径 6.0 mm球型髓腔锉开始扩髓,每次递增直径 0.5 mm,扩髓至理想直径,即大于所选髓内钉直径 0.5~1.0 mm.切忌将大于髓腔锉直径的髓内钉插入髓腔内。④髓内钉插入,将近端瞄准器及引导器连接于髓内钉近端,在引导器近端套入髓内钉敲打器。沿导针缓慢插入直径 8 mm 或 9 mm 髓内钉(直径 7 mm 髓内钉是实心髓内钉,需拔出导针后方可插入)。术中应注意保持髓内钉近端弧朝向外侧,髓内钉远端位于鹰嘴窝上方 1.5~2 cm,髓内钉近端置于大结节皮质下 0.5 mm。⑤近端交锁,髓内钉近端椭圆形槽孔呈内外方向,通常使用直径 4.0 mm 自攻型交锁螺钉.2.7 mm 钻头,8.0 mm 钻头套筒,钻头经近端瞄准器及椭圆形槽孔穿透至对侧皮质,可在 20°范围内调整钻头方向,沿钻孔攻入交锁螺钉。⑥远端交锁,髓内钉远端椭圆形槽孔呈前后方向,需在透视下寻找髓内钉远端椭圆形槽孔,使用 2.7 mm 钻头经远端椭圆形槽孔穿透至对侧皮质,沿钻孔攻入交锁螺钉(图 4-3)。

逆行交锁髓内钉固定术:采用逆行交锁髓内钉固定时,患者取俯卧位,在肱骨远端背侧自鹰嘴尖起向上做 1 个长约 8 cm 的切口,肱骨髁上区域的背侧皮质可以通过肱三头肌入路显露。进针点位于尺骨鹰嘴窝附近,并依次使用 3.2 cm 与 4.5 cm 的钻头进行开孔,然后用逐渐加粗的扩髓钻进行扩髓,避免发生髁上骨折。应轻柔插入髓内钉,并保证钉头少许插入肱骨头(图 4-4)。

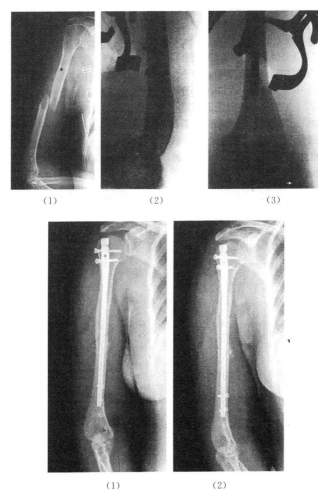

图 4-3　使用交锁髓内钉治疗肱骨干中段骨折

(1)X 线正位片示肱骨中段骨折;(2)、(3)交锁髓内钉固定术中透视肱骨正侧位,
证实远端锁钉到位;(4)、(5)术后 X 线片示骨折复位满意,内固定稳妥

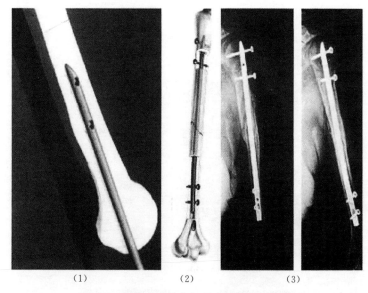

（1）　　　　　　　（2）　　　　　　　　（3）

图 4-4　逆行交锁髓内钉固定术后 X 线片观

（1）、（2）模型图；（3）术后正斜位 X 线片

2）钛板：应用钢板对医师的技术及经验要求较高。使用钢板可以降低肩、肘关节僵硬的发病率，钢板仍是肱骨骨折畸形矫正及骨折不愈合治疗的理想方法。

钢板种类：目前多应用各型 AO 钢板。限制接触型动力加压钢板多用于肱骨干中段骨折。重建钢板可以塑形，应用于肱骨干远侧 1/3 骨折，锁定加压钢板因有独特锁钉设计和良好的稳定性，适用于粉碎性骨折及骨质疏松骨折。

手术入路：①前外侧入路，可显露肱骨全长，显露中 1/3 骨折时劈开肱肌以保护桡神经，延伸到下段时必须于肱肌和肱桡肌间显露桡神经，钢板置于前方（图 4-5）或外侧（图 4-6）。②后侧入路，多用于肱骨远端 1/3 骨折显露，切口起自鹰嘴，沿后正中线向近端延伸，在肱三头肌外侧头和长头分离显露骨折和桡神经，钢板置于肱骨背侧面（图 4-7、图 4-8）。

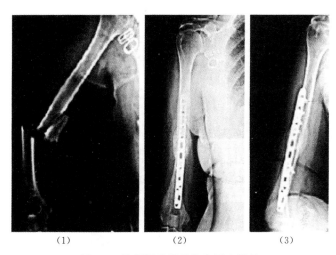

(1)　　　　　　　(2)　　　　　　　(3)

图 4-5　钛板置于肱骨前方固定骨折

(1)术前 X 线正位片;(2)、(3)术后 X 线正、侧位片

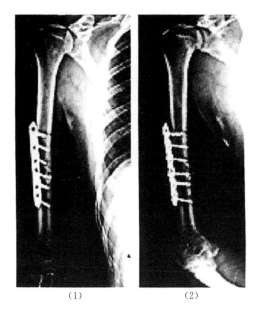

(1)　　　　　　　(2)

图 4-6　钛板置于肱骨外侧固定骨折正侧位 X 线片

(1)正位片;(2)侧位片

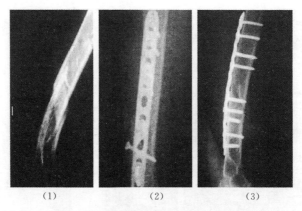

图 4-7 钛板置于肱骨背侧面治疗肱骨干中段骨折 X 线片观

(1)术前;(2)术后正位观;(3)术后正、侧位观

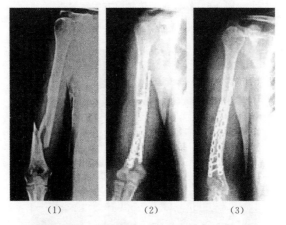

图 4-8 双重建钛板置于肱骨背侧面治疗肱骨干中下段骨折 X 线片观

(1)术前;(2)(3)术后正侧位片

手术需注意问题:骨折两端必须各用 3～4 枚螺钉固定,确实加压固定骨折端,尽量不剥离骨膜;最重要的是保护桡神经,做到不损伤或使桡神经被压于钢板下。

微创经皮内固定技术(MIPO):锁定加压钛板经肱骨前侧入路 MIPO 技术,经皮肌肉隧道插入锁定加压钢板,通过间接复位并对骨折端进行桥接固定,适用于粉碎性、多段或骨质较差的骨折,可保护骨折端血运,骨折断端稳定性好,可提高骨折愈合率。但应注意肱骨干中下段处桡神经卡压风险。

(四)并发症及其治疗

1.桡神经损伤

约占肱骨干骨折的8%,以肱骨干中下1/3为多发,处理原则如下。

(1)仅有一般桡神经刺激症状:依据骨折移位情况按前述的原则进行处理,对桡神经症状进行观察,大多可自行恢复。

(2)有桡神经损伤症状:应及早行手术探查。术中显示断裂者,予以吻合,包括鞘内断裂的病例;有神经干挫伤的,可酌情切开外膜及束膜进行减压。

(3)疑有桡神经嵌于骨折断端:在手法复位时必须小心,应尽量利用牵引使骨折复位,桡神经也随之回归原位;因骨折断端十分锐利,易加重桡神经损伤,因此切忌手法粗暴。

(4)陈旧性桡神经损伤:对完全性损伤应行探查＋松解吻合术。失败者可行腕部肌肉转移术来改善手腕部功能,效果也多满意。不完全性损伤者,可行探查＋松解性手术,术中显示部分断裂者,也应行吻合术。

2.血管损伤

骨折合并血管损伤是创伤外科的一种紧急情况,必须进行急救,以便迅速恢复血液供应,在止血的同时应准备手术。对开放性骨折应行内固定后对血管损伤予以修复。

血管造影对于判断肱骨干骨折损伤血管的部位及程度是一种有价值的辅助诊断手段。动脉损伤修复的方法可根据损伤的部位和类型而异。动脉壁裂伤、洁净而裂口较小者可行侧壁缝合术,完全断裂者则需行吻合术或血管移植术。

3.骨折延迟愈合或不愈合

肱骨干骨折的正常修复过程因各种因素受到影响时,骨折正常的愈合时间被延长,甚至完全停止,从而引起骨折延迟愈合或不愈合。时间上难以绝对界定,一般认为超过 4 个月为延迟愈合,超过 8 个月为不愈合。导致骨折延迟愈合或不愈合的因素如下。

(1)局部因素。

1)骨折节段的血供:肱骨干骨折以中段最多,又以中下 1/3 骨折不愈合率为最高。主要是由于肱骨中下 1/3 交界处骨折时易导致骨营养动脉的损伤。该动脉大多数只有一支,直接由肱动脉分出,通常在肱骨中下 1/3 交界处或中点附近的前内侧进入骨内,并在骨皮质内下行,至髓腔内分出上行支和下行支,一旦损伤易导致骨折延迟愈合或不愈合。

2)骨折类型:粉碎性骨折易发生迟延愈合和不愈合,因碎骨块缺乏血供所致。

3)开放性骨折:除骨折断端由内刺出者外,开放性骨折多为直接暴力致伤,软组织损伤严重,骨折类型也多为粉碎性,易发生感染而影响骨折的正常愈合。

4)骨缺损及感染:也是造成骨不连的重要原因。

(2)医源性因素。

1)反复多次或粗暴的手法复位:不仅可以加重软组织损伤及血管损伤,还会加重骨折断端血供障碍,影响骨折正常愈合。

2)外固定不确实:包括外固定时间不足、范围不够,不能维持骨折端稳定,过度牵引造成断端分离等。

3)手术治疗的干扰:骨折本身有损伤骨营养动脉的可能性,而手术切开复位又进一步增加损伤的机会。术中骨膜剥离使本来已缺血的骨端又失去了由骨膜而来的血运。手术内固定使骨折断端达到良好的复位及稳定的同时破坏了骨折断端的正常血液循环而影响愈合。未植骨修复内固定术中残留的骨缺损也是骨折延迟愈合或不愈合的重要原因之一。

4)内固定不确实:包括内固定器材选用不当及固定技术不合理。内固定器材必须能够确实稳定骨折断端,如内固定后骨折断端不稳定,易发生骨不连。使用钢板螺丝钉内固定时,骨折两端各至少固定3枚螺钉,方能达到稳固固定。过细的髓内钉与髓腔接触面较少,内固定术后骨折断端不稳定,易发生骨不连。

5)过度运动:过早恢复工作对于重体力劳动者,容易导致骨不连,可致内固定疲劳断裂,在残留骨缺损情况更易发生。

(3)肱骨骨不连:分为肥大性骨不连和萎缩性骨不连两大类。前者血供较好,为断端不稳定所致;后者血供差,往往有骨缺损。对骨不连及延迟愈合的病例,如非手术疗法无效,则应从病因角度酌情选择相应的手术治疗。

1)手术基本原则:①稳定的内固定;②保证骨折断端良好的血运;③清除骨不连处硬化骨及瘢痕组织;④有效植骨。

2)具体术式:①交锁髓内钉;②加压钛板+植骨(图4-9);③锁定加压钢板+植骨。该钢板稳定性好,并可保护骨折断端血运,应优先选择。对于内固定术后的骨不连,需考虑更换内固定种类,使骨折断端达到确实稳定,促进骨折愈合。

4.晚期并发症

主要包括肩、肘关节僵硬,活动受限,老年患者发病率更高。

合并肘部损伤情况下可发生骨化肌炎。应在医师指导下进行早期的功能锻炼,改善肩、肘关节功能。

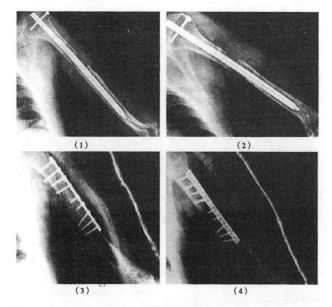

图 4-9 肱骨髓内钉固定后骨不连,二期加压钛板＋植骨手术治疗

(1)、(2)肱骨髓内钉固定后骨不连 X 线片观;(3)、(4)加压钛板、植骨固定术后 X 线片观

第五章　前臂骨折

第一节　尺桡骨上端骨折

尺桡骨上端除自身的尺桡上关节外,通过尺骨鹰嘴与肱骨远端滑车相咬合和肱骨小头与桡骨小头之间的咬合构成了可以使上肢屈伸的肘关节,从而使手部功能得以发挥。因此在处理此段骨折时,应以维持肘部正常的屈伸功能为着眼点。尺骨鹰嘴骨折、尺骨喙突骨折、桡骨头骨折、桡骨颈骨折和 Monteggia 骨折占全身骨折的 2%～3%,占肘部骨折的 20%～25%。

一、前臂的解剖

由尺桡骨与软组织组成的前臂,其上方为肘关节,下方为腕关节。尺骨和桡骨以上、下尺桡关节和骨间膜连在一起,外侧为屈肌群和伸肌群等包绕,形成一个运动整体。从正面看尺骨较直,而桡骨约 9.3° 的弧度突向桡侧,可使其中段远离尺骨。从侧面观尺骨与桡骨均有 6.4° 的角度突向背侧,便于前臂的旋转运动。当肘关节屈曲至 90° 位时,其前臂的旋转范围分别为旋后 90°,旋前 85°。

前臂的骨间膜是坚韧的纤维膜,连结于桡、尺骨间嵴。前部的纤维斜向内下方,止于尺骨,后部的纤维则斜向内上方,止于尺骨;下部的纤维则横行连结两骨之间;骨间膜中部略厚,上、下两端则略薄。当前臂处于中立位时,两骨间距最大为 1.5～2.0 cm。旋后位时,间距变窄,旋前位时更窄,此时骨间膜松弛。通过骨间膜可将腕部受力经桡骨传递至尺骨,这与前臂骨折的致伤机制相关。

前臂除伸肌群和屈肌群外,还有旋前肌群(包括旋前圆肌和旋前方肌)和旋后肌(包括肱二头肌及旋后肌)。两组肌肉协调前臂的旋转运动。

骨折时,因旋肌的附着点不同,可出现不同形式的移位,纵向移位受伸屈肌群影响,而骨折端的旋转畸形主要由于旋转肌群的牵拉所致。

二、桡骨颈骨折

桡骨颈骨折并不多见,常与桡骨头骨折伴发,也可单发,二者的致伤机制及诊治要求均相似。

1.致伤机制

提携角、肘关节多呈自然外翻状,在跌倒手部撑地时暴力由远及近沿桡骨向肘部传导,当抵达桡骨上端时,桡骨头与肱骨小头撞击,引起桡骨头、桡骨颈或两者并存的骨折。如暴力再继续下去,还可出现尺骨鹰嘴或肱骨外髁骨折及脱位等。

2.临床症状

(1)疼痛:桡骨头处有明显疼痛、压痛及前臂旋转痛。

(2)肿胀:较一般骨折轻,多局限于桡骨头处。

(3)旋转活动受限:除肘关节屈伸受影响外,主要表现为前臂的旋转活动明显障碍。

(4)其他:应注意有无桡神经深支损伤。

3.诊断及分型

除外伤史及临床症状外,主要依据 X 线片确诊及分型。分析影像学所见,一般分为以下 4 型。

(1)无移位型:指桡骨颈部的裂缝及青枝骨折,此型稳定,一般无须复位。多见于儿童。

(2)嵌顿型:多由桡骨颈骨折时远侧断端嵌入其中,此型也较稳定。

(3)歪戴帽型:桡骨颈骨折后,桡骨头部骨折块偏斜向一侧,类似人戴法兰西帽姿势。

(4)粉碎型:指桡骨、颈和(或)头部骨折呈 3 块以上碎裂。

4.治疗

(1)无移位型及嵌入型:仅将肘关节用上肢石膏托或石膏功能位固定 3～4 周。

(2)有移位者:先施以手法复位,在局部麻醉下由术者一手拇指置于桡骨头处,另一手持住患者腕部在略施牵引情况下快速向内、向外 2 个方向旋转运动数次,一般多可复位。复位不佳的,可行桡骨头开放复位,必要时同时行螺丝钉内固定术(图 5-1)或微型钢板内固定术(图 5-2)。不稳定性骨折及粉碎型骨折,则需行桡骨头切除术或人工桡骨头置换术(图 5-3),但骨骺损伤者切勿将骨骺块切除。

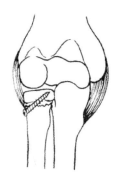

图 5-1　桡骨颈骨折开放复位＋螺丝钉内固定示意图

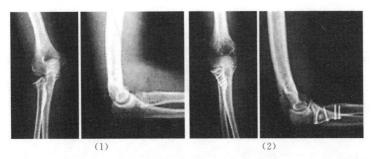

(1)   (2)

图 5-2 桡骨颈骨折(歪戴帽型)行切开复位 T 型钛板内固定 X 线正侧位观

(1)术前;(2)术后

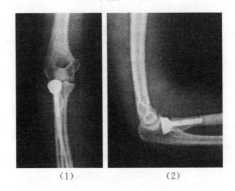

(1)   (2)

图 5-3 人工桡骨头置换术正侧位 X 线片

(1)正位;(2)侧位

5.预后

一般均良好,个别病例如后期有创伤性肱桡关节炎症状时,可行桡骨头切除术。此外还有少数病例可引起骨骺早闭、骨骺坏死及上尺桡关节融合等,前两者对肘部功能影响不大,后者因手术操作不当引起,应加以预防。

三、Monteggia(孟氏)骨折

因 Monteggia 于 1814 年首次描述了尺骨上 1/3 骨折合并桡骨头脱位这一特殊损伤而命名,且沿用至今。

1.致伤机制及分型

Monteggia 骨折除少数因直接暴力打击所致外,大多数病例是在前臂极度内旋位(旋前)跌倒手部撑地所致。此时自上而下的身体重力及由下而上的反作用力均汇集于尺骨上端及桡骨头部,以致先后出现尺骨上 1/3 骨折及桡骨头脱位(多为前脱位)。因直接暴力撞击所致者多呈现桡骨头前脱位及尺骨上 1/3 横断或粉碎性骨折。

关于 Monteggia 骨折的分型意见不一,国外大多按 Bado 的 4 型分类(图 5-4).

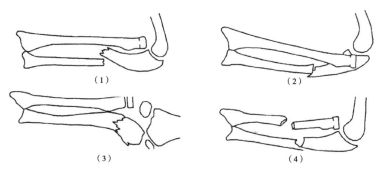

(1)　　　　　　　　　　　(2)

(3)　　　　　　　　　　　(4)

图 5-4　Monteggia 骨折分型(Bado)示意图

(1)Ⅰ型;(2)Ⅱ型;(3)Ⅲ型;(4)Ⅳ型

(1)Ⅰ型:指尺骨任何水平骨折,向掌侧成角及桡骨头前脱位。

(2)Ⅱ型:指尺骨干骨折,向背侧成角及桡骨头后脱位。

(3)Ⅲ型:指尺骨近端骨折伴桡骨头侧方移位。

(4)Ⅳ型:是Ⅰ型+桡骨上 1/3 骨折。

也有学者按伸直型(相当于前者Ⅰ型,多见于儿童)、屈曲型(相当于Ⅱ型,多见于成人)及内收型(Ⅲ型,多见于幼儿)进行分类。

2.临床表现与体征

（1）一般症状：指骨折后局部的疼痛、肿胀及活动受限等共性症状均较明显。

（2）畸形：尺骨表浅，易于发现移位。桡骨头脱位也易被检查出，但肿胀明显者则难以确定。

（3）触及桡骨头：即于肘前方或侧后方可触及隆突的桡骨头，且伴有旋转痛及活动受限。

3.诊断

除外伤史及临床特点外，诊断主要依据正侧位 X 线片。需要强调的是当有尺骨骨折即有 Monteggia 骨折的可能。成人诊断不难，初学者易将小儿桡骨头脱位忽略，牢记以下小儿肱桡关节正常 X 线片对位关系：桡骨头颈中心延长线始终通过肱骨小头骨化中心。同时需注意可能合并的桡神经和正中神经损伤。

4.治疗

由于此种损伤常伴有骨折与脱位，治疗较为复杂。如果在具体措施上不能二者兼顾，则预后多不佳，已成为骨科临床上一大难题。即便手术复位及内固定，其疗效也往往很难满意，因此治疗时务必加以重视。需根据患者年龄及骨折情况等不同特点酌情加以处理，具体方法及要求如下。

（1）幼儿骨折：绝大多数可用闭合复位治疗。麻醉后，将患肢置于上肢螺旋牵引架上，在牵引下术者一只手拇指压住桡骨头，另一只手持住患儿腕部，在边牵引、边旋转前臂的同时，迫使桡骨头返回原位。当闻及弹响声时，表示已还纳，此时可将患肢肘关节屈曲至 $70°\sim80°$，如此可减少桡骨头的滑出率。如桡骨小头向后脱位，则应取略伸位，并以上肢石膏托固定。数天后，待肿胀消退再更换上肢石膏 $1\sim2$ 次。此种操作方式的特点如下。

1）复位疗效佳：桡骨头易于复位，且一旦还纳，则起内固定及支撑作用,尺骨也随之复位。

2)操作简便:复位手法几乎与单纯的桡骨头或桡骨颈骨折一致,易于操作。

3)预后佳:根据对此类骨折患儿的远期随访,疗效均较满意。

(2)成人骨折:治疗较为复杂,现认为手法复位外固定对于成人不能获得最佳效果,应首选手术治疗。

1)手法复位＋外固定:具体要求如下。①麻醉确实。②尽量利用骨科牵引床操作,尺骨鹰嘴以克氏针牵引。③先对桡骨头复位,手法如前述;复位后屈肘 80°～90°(前脱位者),或 110°～120°(后脱位者),然后再对尺骨进行复位。④透视或拍片显示骨折断端对位满意后,立即行上肢石膏固定,留置绷带于石膏内层,备石膏剖开时用;注意石膏塑形。⑤再次拍片,至少应达到功能对位,否则需改为开放复位。⑥消肿,应及时更换石膏,并定期拍片及复查以防变位,如手法复位失败,应尽早开放复位＋内固定术。

2)开放复位＋内固定:原则上先采用桡骨头闭合复位＋尺骨内固定术,多数手法可获桡骨头复位。桡骨头不能复位的患者,采用肘关节后侧拉显露桡骨头及尺骨上段,切开关节囊及环状韧带可获得复位,尺骨骨折用加压钢板或髓内钉固定,但钢板稳定性较好。对关节囊及环状韧带撕裂严重、不能修复者,可用前臂深筋膜行环状韧带重建。对于 BadoⅣ型骨折,应先行尺骨切开复位＋内固定,再复位桡骨头,最后切开复位桡骨;不能通过 1 个切口同时显露尺桡骨骨折。

5.预后

Monteggia 骨折在前臂骨折中属于预后较差的一种,有时即使获得满意的对位,其功能也未必能完全恢复。因此在临床处理上,既要力争早期良好的复位,又要重视治疗期间的随访与观察,以及肢体的功能锻炼。青少年以下年龄组的远期疗效相对满意,甚至个别桡骨头复位不佳者,其肘部功能及上肢肌力也仍与健侧相似。

第二节　尺桡骨骨干骨折

尺桡骨骨干骨折在临床上十分多见,占全身骨折的 6%～8%,多见于工伤及交通事故,以青壮年居多。现按桡骨干骨折、尺骨干骨折及尺桡骨骨干双骨折等进行分述。

一、概述

(一)分类

对尺桡骨骨干骨折的分类意见不一,Muller(1987 年)按照 AO 内固定原理,将长管骨分为简单骨折、楔形骨折及复杂骨折 3 型,每型中又有 3 个亚型,而每个亚型又有 3 个骨折形态。其虽有规律,但较烦琐,临床上常难以对号入座。因此,简明而实用的分类还有待探索。

(二)症状及体征

成人的尺桡骨骨干双骨折绝大多数为移位骨折,无移位骨折罕见。主要症状为骨折处疼痛、肿胀、畸形及手和前臂的功能障碍。体检时需注意前臂三大神经的功能、血运及肿胀情况。前臂肿胀明显时,需考虑有发生筋膜间隙综合征的可能性。

(三)X 线片

必须拍全长尺桡骨正侧位片,包括肘关节和腕关节,以免漏诊合并的骨折,有时须加摄斜位片。必须牢记:无论摄片时前臂处于何种位置,通过桡骨头颈中心的延长线都始终通过肱骨小头的中心,这一关系对避免漏诊 Monteggia 骨折尤为关键。

（四）治疗

临床上无移位的尺桡骨骨折少见,绝大多数均有移位。除无移位骨折可采用非手术治疗外,基于下列原因,目前临床上对有移位的骨折采用切开复位＋内固定术:尺桡骨骨折必须精确复位,从而恢复上下尺桡关节,恢复前臂的长度、力线及旋转;非手术治疗不能保证精确复位及防止骨折再移位;牢固内固定后可早期行功能锻炼。内固定首选加压钢板及螺钉,可通过骨折断端轴向加压或应用骨折块间拉力螺钉技术结合中和钢板技术获得骨折稳定,可早期行功能锻炼,恢复前臂和手部的旋转功能。其他内固定如髓内钉、外固定架固定不如加压钢板稳定,较少使用。AO 尺桡骨骨干双骨折手术指征:有移位的尺桡骨双骨折;成角大于 10°,旋转移位大于 10°的有移位单一尺骨或桡骨骨折;Monteggia 骨折、盖氏骨折、Essex-Lopresti 骨折;开放性骨折。此外,骨折合并筋膜间室综合征也是切开复位＋内固定的适应证。

1.切开复位加压钢板内固定术

(1)手术时机:有移位的成人尺桡骨骨折应尽早行切开复位＋内固定术,最好是在软组织肿胀之前开始手术,一般在伤后 24～48 小时内进行,软组织肿胀较明显及合并其他严重损伤时,延迟手术。开放性损伤可急诊行内固定术。

(2)手术入路:桡骨手术入路有桡骨掌侧入路（Henry 入路）和背外侧入路（Thompson 入路）。Henry 入路可显露桡骨全长,切口于肱桡肌和桡侧屈腕肌之间进入,钢板置于掌侧,优点在于显露桡骨上端骨折时直接显露桡神经深支,从而避免损伤。

Thompson 入路切口在桡侧腕伸短肌和指伸总肌之间,钢板置于桡骨的背外侧;显露桡骨上端骨折时,必须将旋后肌连同桡神经深支一起从桡骨上剥离,从而起到保护作用。桡骨下端骨折显露时由于涉及桡神经深支,可根据具体情况选用两种入路。由于尺骨全长处于皮下,较为浅在,于尺侧伸腕肌和尺侧屈腕肌之间进入,显露较易,钢板可置于掌侧或背侧。对于尺桡骨骨干双骨折,必须用 2 个切口分别显露骨折,两者间皮桥尽量要宽,以免皮肤坏死;不能应用 1 个切口显露两处骨折,否则有造成尺桡骨交叉愈合的可能。

(3)内固定及手术技术:AO 提倡的复位尺桡骨及内固定技术要点如下。

1)减少骨膜剥离,每个主要骨折断端剥离 1 mm 骨膜。

2)对于简单骨折和楔形骨折,要在骨折块间达到绝对稳定,可用钢板轴向加压或拉力螺钉加中和钢板来达到。

3)选用 3.5 mm LC-DCP 钢板(限制接触加压钢板)或 LCP 钢板(锁定加压钢板),每个主要骨折块至少要有 6 层皮质或 3 枚皮质骨螺钉固定。

4)LCP 作为加压钢板使用,应采用普通皮质骨螺钉,在治疗简单、楔形骨折时提供绝对稳定性。作为内固定架使用时,采用单纯锁定螺钉固定,起桥接钢板作用,用于复杂骨折,提供相对稳定性。一般情况下 LCP 不用于固定简单骨折。若用 LCP 固定简单骨折,可先用拉力螺钉对骨折块加压后,再将其作为内固定架使用;也可在偏心孔内先用普通螺钉行钢板轴向动力加压,再置入锁定螺钉。

(4)切口关闭:关闭切口时不要求缝合深筋膜,以免发生筋膜间室综合征。出现肿胀明显、切口不能关闭时,可采取二期闭合、负压封闭或植皮。

2.髓内钉内固定术

(1)尺桡骨骨折髓内钉固定的适应证:①分段骨折;②皮肤条件较差(如烧伤);③某些不愈合或加压钢板固定失败;④多发性损伤;⑤骨质疏松患者的骨干骨折;⑥某些开放性Ⅰ、Ⅱ型骨折;⑦大面积复合伤,在治疗广泛的软组织缺损时,可使用不扩髓的尺骨髓内钉作为1个内支架,以保持前臂的长度。

几乎所有尺桡骨干骨折均可用髓内钉治疗,多数骨折都能使用闭合髓内穿钉技术。

(2)髓内钉固定的禁忌证:①活动性感染。②髓腔小于3 mm。③骨骺未闭。

尺桡骨髓内钉也分为扩髓和非扩髓两大类。早期髓内钉由于不能较好控制骨折旋转,有较高的不愈合率。目前应用的压配型和交锁髓内钉可取得和钢板内固定相似的疗效。

二、桡骨干骨折

桡骨干单纯骨折较为少见,约为尺桡骨骨干双骨折患者的1/6,且以青少年多见。

1.致伤机制及骨折移位特点

无论是直接暴力或间接暴力,均可引起桡骨干单纯性骨折。由于尺骨未骨折,且上下尺桡关节也无脱位,因而具有内固定作用而不会产生短缩或明显的侧向移位。以横行、短斜行及青枝骨折多见,其中约半数伴有移位,由于桡骨干上有3组旋转肌群附着,因而旋转移位为多见,其移位特点如下。

(1)桡骨干中上1/3骨折:近端有旋后肌及肱二头肌附着,致使近侧桡骨呈旋后及前屈位,而远端则由于受中段的旋前圆肌及远端的旋前方肌作用而呈旋前位。

(2)桡骨干中下1/3骨折:近端因中部旋前圆肌及上端旋后

肌的拮抗作用处于中立位,远端则因旋前方肌的作用呈旋前位。

2.诊断

诊断一般无困难,但应注意判定上、下尺桡关节有无同时受累,包括脱位等,这与治疗方法的选择有密切关系。

3.治疗

依据骨折断端移位情况分以下两组。

(1)无移位者:多为青少年,可根据骨折部位不同而将前臂置于旋后屈曲位(中上 1/3 段骨折)或中间位(中下 1/3 段骨折),用上肢石膏托或石膏管形固定,并注意按前臂肢体的外形进行塑形,应注意将骨间膜撑开。消肿后应及时更换石膏,并再次塑形。

(2)有移位者:先施以手法复位,并按骨折近端的移位方向,以便远端对近端将其复位。要求与方法同前,应注意在石膏塑形时,将骨间膜分开。闭合复位失败的成年患者,多属于斜行、螺旋形及粉碎性等不稳定性骨折,可行开放复位+内固定术。

(3)开放复位+内固定术。

1)手术入路:采用桡骨掌侧入路(Henry 入路)或背外侧入路(Thompson 入路),两者均可显露桡骨全长及桡骨上端骨折,需保护桡神经深支,防止损伤。

2)内固定选择:首选加压钢板及锁定加压钢板,固定牢固,可早期行功能锻炼。也可在桡骨茎突处插钉做髓内固定,注意纠正旋转及其他移位。

三、尺骨干骨折

尺骨干骨折较桡骨干骨折少见,在诊断方面一般无难题。

1.致伤机制

多见于外力突然袭击,患者举手遮挡头面部时被棍棒直接打击所致。因多发生在路遇强人情况下,故又名夜盗(杖)骨折。这类骨折线多呈横行或带有三角形骨块。因有桡骨支撑,附着肌群较少,因而移位程度也多轻微。

2.诊断

方法与桡骨干骨折相似,但应排除上、下尺桡关节损伤。

3.治疗

其基本要求与桡骨干骨折相似,以非手术疗法为主,满意复位标准:少儿不大于 15°,成年人不大于 10°。闭合复位失败的成年人,行开放复位＋内固定术。由于尺骨全长处于皮下,位置浅在,在尺侧伸腕肌和尺侧屈腕肌之间进入,较易显露,术中复位时应注意观察尺骨崎的列线,以纠正成角及旋转畸形。首选加压钢板及锁定加压钢板,固定牢固,可早期行功能锻炼。也可在尺骨鹰嘴处插入髓内钉做髓内固定,钉尾留置于皮下或皮外,外固定保护下行功能锻炼。

四、尺桡骨骨干双骨折

尺桡骨骨干双骨折在前臂骨折中仅次于桡骨远端骨折而居第 2 位,且治疗较为复杂,预后差,是临床难题之一,应加以重视。

1.致伤机制

主要由以下两种暴力所致。

(1)直接暴力:除直接打击、碰撞及前臂着地跌倒外,工伤所引起的机器绞压性损伤也占相当比例,且后者软组织损伤严重,易引起开放性骨折,且骨折常呈多段或粉碎性,从而增加了治疗的困难,是构成预后不佳的直接因素。而直接打击者,其骨折线多与外力作用点在同一水平,以横行骨折、楔形骨折为多见,预后较好。

(2)间接暴力:跌倒后手部着地时外力由下向上传递,从桡骨远端经骨间膜到尺骨,以致形成尺桡骨双骨折,也可因外力扭曲所致。由于骨间膜纤维走向及应力的传导是由桡骨的上方斜向尺骨的下端,因此尺桡骨骨干双骨折平面一般高于尺骨干骨折平面,以斜行、螺旋形及短斜行多见。

2.诊断与分型

尺桡骨双骨折在诊断上多无困难,除注意一般骨折症状外,还应注意有无血管、神经及肌肉组织的伴发伤。尤其是被机器绞压者,软组织的损伤可能重于骨的损伤,易引起挤压综合征或缺血性挛缩等,在临床检查时必须反复确认。

X线正侧位片检查不仅能明确诊断,且有助于分型、随访观察及疗效对比。应常规拍摄,包括尺桡上关节及尺桡下关节,以防漏诊。

依据骨折的特点及临床治疗上的要求不同,尺桡骨骨干双骨折一般分为以下两型。

(1)稳定型:指复位后骨折断端不易再移位的横行骨折、短斜行以及无须复位的不完全性骨折、青枝骨折和裂缝骨折等。此型适合非手术疗法,但在临床上,除儿童病例外,这种情况较少。

(2)不稳定型:指手法复位后骨折断端对位难以维持,包括斜行、螺旋形及粉碎性骨折,上下尺桡关节不稳,或者尺桡骨骨干双重骨折等。因其不稳定,在治疗上困难较多。

3.治疗

根据骨折分型及具体情况不同而酌情处理。

(1)稳定型:绝大多数可通过非手术疗法达到治疗目的。

1)无移位者:行上肢石膏托或上肢石膏固定,消肿后更换石膏1~2次。注意石膏塑形,尤其是对骨间隙的分离加压塑形,有利于骨间膜的修复及功能重建。石膏固定时间一般为8~10周,并根据临床愈合程度而决定拆除时间,切勿过早。

2)有移位者:一般需在石膏牵引床上操作,先以尺骨鹰嘴牵引进行对抗,尤其适用于中下 1/3 及中 1/3 骨折者,如此可使肱二头肌处于松弛状态。根据骨折端的移位方向及肌肉拉力等进行手法复位。当 X 线片显示对位满意后,逐渐放松牵引,以使骨折断端相抵住,而后行上肢石膏固定。在石膏定形前按骨折移位相反方向进行塑形,并同时对骨间隙予以分离加压定形,术后定期观察,消肿后及时更换石膏,有成角畸形者可通过楔形切开矫正。

(2)不稳定型。

1)一般性病例:指新鲜骨折,断端无缺损、粉碎性及双段骨折患者,应在牵引下,按有移位的稳定型病例先试以闭合复位＋上肢石膏固定,并加手指铁丝夹板牵引,X 线片显示对位满意者按前法处理,复位不佳的则需手术治疗。

2)严重不稳或手法复位失败:前者指双段骨折、粉碎性骨折及合并尺桡关节破损者,需开放复位＋内固定术。内固定物可选用 3.5 mm 加压钢板,或选用髓内钉等,但操作过程中切忌对骨膜进行广泛剥离。

(3)晚期病例:指伤后 3 周以上来诊患者,除移位较轻的稳定型外,原则上以开放复位＋内固定为主。

4.预后

与多种因素相关,18 岁以下的青少年、单纯性骨折及稳定型骨折等预后多较好,以下情况预后不佳。

(1)软组织广泛性损伤:多由机器绞压性损伤引起,除神经支同时受挫外,多伴有肌肉组织的广泛性挤压挫灭伤,易引起坏死及瘢痕化。

(2)骨间膜损伤严重:即使骨折对位满意,如骨间膜损伤严重,甚至缺损及瘢痕化,前臂的旋转功能也会受明显影响。

(3)开放性损伤严重:软组织受损较多,会影响对骨折端的处理及愈合,预后多欠佳。

(4)骨质缺损:易发生延迟愈合或不愈合而影响疗效。

五、尺桡骨开放性骨折

尺桡骨开放性骨折在全身开放性骨折中居第2位,仅次于胫骨骨折,其高发病率与高能量损伤及尺桡骨浅居于皮下有关。

1.分类

根据1984年Gustlio修订的开放性骨折评定系统,分为3大类。

(1)Ⅰ型:骨折开放伤口清洁,小于1 cm。

(2)Ⅱ型:骨折开放伤口大于1 cm,无广泛软组织损伤、皮瓣撕脱。

(3)Ⅲ型:节段性开放性骨折,合并广泛软组织损伤的开放性骨折或创伤性截肢。根据损伤程度又可分为A、B、C 3个亚型。

2.治疗

根据开放性骨折治疗的一般原则进行,首先在全麻或臂丛阻滞麻醉下行彻底清创术,可根据创口损伤和污染程度及骨折情况等酌情选用手术方法。

(1)闭合复位+外固定:以往应用较多,清创后缝合伤口,将开放性骨折变为闭合性骨折处理,现已很少用单纯外固定。

(2)开放复位+内固定:在彻底清创基础上进行。一期内固定时软组织必须能够覆盖内固定物,创口可一期闭合,也可二期通过植皮、皮瓣等修复。延期切开复位+内固定是待局部软组织条件改善后再行切开复位+内固定术,多用于Ⅰ型、Ⅱ型患者。

(3)外固定支架:适用于创面广泛、软组织伤严重患者,多为Ⅲ型。外固定支架固定后有利于创面处理,如植皮、游离皮瓣移植。尺骨可在皮下直接进针,桡骨须切开置入固定针,以防止血管、神经损伤。

（4）外固定结合内固定：双骨折时一处骨折缺乏软组织覆盖，可采用外固定架固定，另一处骨折采用切开复位＋内固定。有条件时，外固定后期应改为钢板内固定。

（5）骨和软组织缺损修复：小的骨缺损可用松质骨植骨，骨缺损超过 5 cm 时，可用吻合血管的游离移植修复。大面积软组织缺损时需要用带血管肌瓣或筋膜瓣修复。

六、尺桡骨骨折的并发症

1.骨折不愈合

尺桡骨骨折的不愈合发病率较低，多数由感染、切开复位＋内固定技术和闭合复位引起。不愈合可采取二次手术，切开暴露并修整骨端，纠正成角及旋转畸形，植骨及内固定。

2.畸形愈合

多数因非手术治疗所致，可在畸形部位截骨和植骨并用加压钢板内固定，若合并上下尺桡关节脱位，导致前臂旋转功能障碍，可行桡骨头及尺骨头切除，改善旋转功能。也可在桡骨近下端部位或尺骨上 1/3 部位截骨纠正轴线及旋转。

3.前臂筋膜间室综合征

常见原因如下。

（1）严重的尺桡骨骨折和前臂肌肉损伤，使前臂骨筋膜间室压力升高。

（2）反复多次的粗暴复位，造成出血肿胀。

（3）开放复位＋内固定手术粗暴，止血不彻底，缝合深筋膜，引起骨筋膜间室压力升高。

（4）外固定过紧及外固定后肢体肿胀，未行石膏剖开及松解。

该综合征重在预防，若确诊，及时行前臂筋膜切开减压。

4.尺桡骨交叉愈合

多伴有严重的骨间膜损伤,使尺桡骨骨折端于同一血肿内相通,血肿机化后两骨交叉愈合,使前臂不能旋转。常见的原因如下。

(1)位于同一水平的粉碎性、移位严重的尺桡骨双骨折。

(2)前臂挤压伤。

(3)合并颅脑损伤。

(4)同一切口显露尺桡骨。

(5)感染。

(6)尺桡骨间植骨。

(7)螺钉穿过骨间膜。

若前臂固定于较好的功能位,可不处理。前臂固定位置较差,应手术切除尺桡骨间骨桥,将筋膜或脂肪移植于骨切除部位以间隔两骨,术后早期活动,以期恢复前臂旋转功能。

第六章　胫腓骨骨干骨折

第一节　胫腓骨骨干骨折的致伤机制、分型及诊断

胫腓骨不仅是长管骨中最常发生骨折的部位,且以开放性骨折多和并发症多而被大家所重视。胫腓骨骨折发病率约占全身骨折的13.7%,其中以胫腓骨双骨折最多,胫骨骨折次之,单纯腓骨骨折最少见。胫腓骨由于部位的关系,遭受直接暴力打击、压轧的机会较大,所以开放性骨折多见。

一、致伤机制

1.直接暴力

指外力直接撞击引起,多见于交通事故、工矿事故、地震及战伤等。一般为开放性及粉碎性骨折,在治疗上问题较多。暴力多来自小腿的前外侧,骨折线呈横断行、短斜行或粉碎性。两骨折线多在同一平面,骨折端多有重叠、成角、旋转移位。因胫骨位于皮下,如果暴力较大,可造成大面积皮肤剥脱,肌肉、骨折端裸露。如胫骨中下1/3处骨折时,由于骨的滋养血管损伤,血运较差,加上覆盖少,以致感染率高。所以,该处骨折易发生骨的延迟愈合及不愈合。

2.间接暴力

主要为扭曲暴力,多见于生活伤及运动伤,骨折多为螺旋形或斜行,以闭合性为常见。如从高处坠落、强力旋转扭伤或滑倒等所致的骨折,骨折线多呈长斜行或螺旋形。骨折移位取决于外力作用的大小、方向,肌肉收缩和伤肢远端的重量等因素。

二、分型

一般依据骨折后局部是否稳定而分为以下两型。

1.稳定型

指不伴有胫腓关节脱位的胫骨单骨折,或腓骨单骨折;在胫腓骨双骨折中,至少胫骨为横行或微斜行骨折,表明骨折复位后,断面相对稳定;胫骨或腓骨横行或单骨折伴有胫腓关节脱位;以及16岁以下的幼儿、少年骨折,甚至胫腓骨双骨折,其骨折线呈斜行、螺旋形及粉碎性,或伴有胫腓关节脱位的胫骨非横行骨折。儿童病例因肌力较弱,加上骨膜较厚,且大多保持一定联系,复位后不易再移位,因此,在处理上与成年人有所差别。

2.不稳定型

指胫腓骨双骨折,其骨折线呈斜行、螺旋形及粉碎性,或伴有胫腓关节脱位的胫骨非横行骨折。这类骨折是胫腓骨骨折损伤治疗中的难点,其不仅承受暴力较重,且骨折情况多较复杂,尤其是粉碎性骨折,不仅治疗上难度较大,而且易引起骨折延迟愈合或不愈合,甚至假关节形成,从而直接影响预后。

此外尚有依据有无创口分为开放性与闭合性骨折;依据有无神经及血管损伤分为单纯型及复合型骨折;以及按照骨折损伤程度分为轻度、中度和重度骨折等,临床上均可酌情并用。Muller的分类为AO内固定等器材的使用提供了依据。

三、诊断

胫腓骨骨折的诊断多无困难,但必须注意有无神经及血管的伴发伤,是否伴有肌间隔综合群,以及创口的详细情况和污染程度的评估等,均应全面加以考虑。

1.外伤史

胫腓骨骨折多为外伤所致,如撞伤、压伤、扭伤或高处坠落伤等,应全面加以了解,包括致伤机制等,以判定有无伴发小腿以外的损伤,并询问有关小腿以外的损伤,尤其应及早注意发现头颅伤及胸腹伤。对小腿局部应了解有无被挤压或重物压砸情况,以判断小腿肌群受损情况,这对早期发现肌间隔综合征至关重要。

2.临床表现

(1)症状:胫骨的位置浅在,局部症状明显,包括伤肢疼痛并出现肿胀,局部有压痛并出现畸形等,一般情况下诊断并不困难。在诊断骨折的同时,要重视软组织的损伤程度。胫腓骨骨折引起的局部和全身并发症较多,所产生的后果也往往比骨折本身更严重。尤应注意有无重要血管及神经的损伤,当胫骨上端骨折时,特别要注意有无胫前动脉、胫后动脉以及腓总神经的损伤;并要注意小腿软组织的肿胀程度,有无剧烈疼痛,以判断有无小腿筋膜间隙综合征的可能。

(2)体征:包括小腿的外形、长度、周径及整个小腿软组织的张力;小腿皮肤的皮温、颜色;足背动脉的搏动;足趾的活动、有无疼痛等。此外,还要注意有无足下垂等。正常情况下,趾内缘、内踝和髌骨内缘应在同一直线上,并与健肢对比,当胫腓骨骨折发生移位,则此正常关系丧失。

对小儿骨折,由于胫骨骨膜较厚,骨折后仍能站立,卧位时膝关节也能活动,局部可能肿胀不明显,尽管临床体征不典型,但如小腿局部有明显压痛时,应常规拍摄正侧位 X 线片,以判断有无骨折,以防漏诊。

(3)特殊检查:怀疑血管损伤时,可做下肢血管造影以明确诊断。有条件的医院可做数字减影血管造影(DSA)检查,可清晰显示患肢血管状态;或是选用超声血管诊断仪进行检查,当小腿外伤致血管断裂或栓塞,可在超声血管诊断仪示波器上出现无动脉搏动曲线,呈现一直线,笔描器上也呈现一直线,在流道型多普勒成像法中也不显像。超声血管诊断仪是一种较为简便的无创伤性检查,可在临床上逐步普及推广。

怀疑腓总神经损伤时,应做肌电图或其他无损伤性电生理检查。

3.影像学检查

小腿骨折要常规拍摄小腿的正侧位 X 线片,如发现在胫骨下1/3有长斜行或螺旋形骨折或胫骨骨折有明显移位时,一定要注意腓骨上端有无骨折。为防止漏诊,一定要加拍全长的胫腓骨 X 线片。对单纯的小腿骨折,一般无须 CT 或 MR 检查。

第二节　闭合性胫腓骨骨干骨折的治疗

一、目的与要求

对闭合性小腿骨折的治疗目的主要是恢复小腿的承重功能,因此除了需要恢复小腿的长度,对骨折断端的成角与旋转移位应同时予以完全纠正,以免影响日后膝、踝关节的负重功能和发生创伤性关节炎。对成年病例,应注意患肢的缩短不能超过 1 cm,成角畸形的角度不宜超过 $15°$,上下两骨折断端对位至少应在 2/3以上,并根据骨折类型的不同而采取相应的治疗方法。

二、稳定型骨折

为使临床医师易于掌握,在治疗方法选择上一般按以下 3 种类型进行操作。

1.胫骨或腓骨单骨折,不伴有胫腓关节脱位者

此种骨折由于另一根未骨折的骨骼起内固定作用,较为稳定,因此在治疗上可采用下肢石膏固定。根据部位不同固定的时间不同,胫骨上 1/3 骨折时间较短,6～8 周即可;中下 1/3 骨折则较长,以防不愈合,一般多在 10 周以上。对有侧方移位者,可通过手法矫正。一般侧方移位均较轻,移位明显者,应仔细检查有无胫腓关节脱位。

2.16 岁以下幼儿骨折

大多是青枝骨折,也有双侧完全性骨折,包括斜行及粉碎性骨折,但其肌力较弱,周围骨膜较厚,将其复位后不易再移位。可于伤后早期于麻醉下行手法复位,再以下肢石膏功能位固定。在石膏成形时,予以加压塑形,并注意小腿骨骼向外及向前的生理弯曲。视年龄及骨折情况不同,石膏固定时间为 4～8 周。

3.胫骨呈横行或微斜行的胫腓骨双骨折或伴有胫腓关节脱位

复位后,由于胫骨双侧断端相嵌呈稳定状,故早期于麻醉下手法复位后可立即行下肢石膏固定。5～7 天肿胀消退后再次更换石膏,并注意向移位相反方向加压塑形及维持正常的小腿曲度。在石膏固定期间应定期拍 X 线片观察,当发现有成角移位时(主要见于重力作用易向后成角),应及时行楔形切开矫正之。此种情况大多发生于石膏固定后 5～10 天。

三、不稳定型骨折

主要指胫腓骨斜行、螺旋形或粉碎性双骨折,或合并有胫腓关节脱位的胫骨斜行、螺旋形及粉碎性单骨折,其治疗方法较多,但归纳下来不外乎以下 3 类。

1.非手术疗法

(1)概述:临床上多选用骨牵引复位及石膏进行制动,随着开放复位及内固定技术所引起的诸多并发症与后遗症等问题,近年来,这种已被大量临床病例证明有效的非手术疗法又被人们所注意。现将具体操作步骤简介如下。

(2)适应证:主要用于闭合性胫腓骨骨折。此外,对因骨折断端刺出的开放性骨折也可选用,包括清创术后的病例等。

(3)具体操作步骤。

1)骨牵引:麻醉下先行跟骨牵引术,在操作时应注意史氏钉位置不可偏斜,以防因牵引力的不平衡而影响复位。

2)手法复位:可在下肢螺旋牵引架上,利用骨牵引的同时行手法复位,并以小腿石膏托固定,维持对位。

3)持续骨牵引:将患肢置于勃朗架上持续牵引 3~4 周,重量为体重的 1/14,1 周后测量肢体长度,或 C 形臂 X 线透视或拍片,如短缩移位已矫正,可将重量递减。一般病例牵引 3 周,开放性及粉碎性骨折则牵引 4 周,以使骨折断端纤维粘连。

4)再次复位及更换下肢石膏:对位满意者可直接换下肢石膏固定,并再次塑形。有移位者,需在麻醉下再次手法复位,主要纠正侧方及成角移位,并换下肢石膏制动。术毕立即拍片,有成角或旋转移位者,24 小时后将石膏切开矫正。

5)拍 X 线片复查:2 周后再次拍 X 线片,如有向后成角时,应酌情更换下肢石膏或做楔形切开。石膏持续固定 8~12 周,达临床愈合后才可拆除。

(4)功能锻炼:在石膏固定期间,应嘱咐患者做股四头肌静止运动及下肢抬高活动,每日 3 次,每次不少于 50 下,并不断活动未固定的足趾。拆石膏后应加强膝、踝关节的功能锻炼,以促使其功能恢复,必要时,可辅以理疗、水疗或蜡疗等。

在跟骨牵引过程中也可以夹板代替小腿石膏,有利于踝关节的功能活动,但需每日定期检查,并随时加以调整,否则易引起意外,应注意。

2.手术疗法

指切开复位以及内固定术。

(1)适应证。

1)多段骨折:难以利用牵引达到复位目的。

2)手法复位失败者:多因骨折断端软组织嵌顿而难以达到理想对位目的。

3)合并血管及神经损伤者:需行探查术,可同时施术将骨折断端复位及内固定。

4)同侧肢体多处骨折者:为避免相互牵制及影响,以开放复位＋内固定为多选。

5)开放性骨折:在清创术的同时证明创口局部干净、条件较好、感染机会少者,也可酌情行内固定术。

(2)术式选择:主要有以下 3 种术式。

1)髓内钉固定:较为多用,包括 Ender 钉、V 形钉、矩形钉及交锁髓内钉等均可选用。但在操作时应注意到胫骨本身的生理曲度,切勿反屈(这种错误在临床上常见)。

2)接骨板螺钉固定:也是常用的内固定方式,对于简单骨折,应选择拉力螺钉结合接骨板技术或是选择动力加压接骨板进行坚强固定;而对于粉碎性骨折,则应选择桥接技术进行固定。虽然髓内钉技术是治疗长干骨骨折的首选,近年来随着植入物材料的发展,锁定钢板的应用及 MIPPO 技术的普及使得接骨板技术也成为治疗胫腓骨干骨折的一种选择。

3)钛丝结扎:因环状结扎易引起血供障碍,因此仅用于长斜行或螺旋形骨折患者;钢丝以新型钛丝为宜,由于其结扎后易松动,应有配套的锁定装置。近年来此种方法已极为少用。

(3)注意事项。

1)尽量少破坏血供:胫腓骨血供较差,尤其是中下 1/3 段,在施行开放复位及内固定过程中,应尽量少地对周围骨膜或附着的肌肉剥离,以求更多地保留血供。

2)碎骨片不可随意摘除:特别是开放性损伤,应在预防感染情况下,尽可能多地保留碎骨片,尤其是与软组织相连者,应尽量保留,否则易因骨缺损而形成骨不连。

3)附加必要的外固定:不仅有利于创伤的修复,而且对不确实的内固定也起到保证与保护作用。除非是坚强内固定,外固定一般多需持续到临床愈合阶段,切勿大意。

4)关节及早进行功能活动:除股四头肌静力运动及直腿抬高锻炼外,如内固定较确实,可早日除去或间断除去外固定(可改用石膏托等)进行关节活动。

3.框架式外固定

前几年开展较多,但并发症明显高于前两种疗法,因此适用范围多局限于伴有创面的开放性骨折,尤其是皮肤状态不佳需进一步处理者。该方式有利于对创面的换药、观察及对皮肤缺损的修复等。

四、开放性胫腓骨骨折的处理

开放性骨折,尤其是自外向内的外源型,伤口污染多较严重,多伴有软组织损伤或缺损,骨折端外露甚至缺失,感染率和骨不连的发生率高。严重的小腿开放性骨折,发生深部感染者可达33.33%,骨不连接者为 45.10%,二期截肢率达 27.45%。因此,处理开放性胫腓骨骨折时,软组织的处理十分重要。笔者认为其基本处理方法是:通过清创术,将开放性骨折变成闭合性骨折,然后按闭合性骨折处理,但清创术一定要到位。在具体掌握上,应注意以下3点。

1.严格清创术的基本原则与要求

由于胫腓骨表浅,污染多较明显,加上血供较差等使其感染率增高。因此更应遵照清创术的基本原则与操作程序进行,切忌简单行事,更不可单纯包扎处理。

2.创口闭合

应尽可能一期闭合创口,尤其是胫前部。对局部皮肤缺损或张力较大者,尽可能利用减张切开、皮瓣转移、交叉皮瓣或皮瓣转移+植皮等措施来消灭骨端外露。对已超过 8 小时或污染严重者,则留待二期处理。

3.大剂量广谱抗生素使用

抗生素自术前即开始使用,一般多用青霉素钠盐,每天$(400×10^4)～(800×10^4)$单位分 2 次或 4 次肌内注射或静脉滴入;同时肌内注射链霉素 0.5 g,每天 2 次。有感染可能者应加大用量,或使用第二代甚至第三代抗生素。总之,应尽全力避免骨折处感染的发生与发展。当然,最为重要的仍是合乎要求的清创术。

4.对内源性开放性骨折也应重视

自内向外的内源型小腿开放性骨折,在发生骨折断端由内向外戳出时的一刹那间,如果直接与泥土、污染河水等相接触,而后骨端又缩回皮下,外观上裂口不大,但其可引起与外源性损伤相类同的伤情。因此,遇到此类病例应将裂口扩大,并对骨折断端彻底清创后方可做进一步的处理。

参考文献

[1]魏花萍,王勇平.骨科创伤康复与护理[M].兰州:甘肃科学技术出版社,2016.

[2]潘志军,陈海啸.临床骨科创伤疾病学[M].北京:科学技术文献出版社,2010.

[3]陈雷,袁健东,金广建.实用骨科创伤诊疗与手术技术[M].上海:上海交通大学出版社,2015.

[4]刘红喜.简明创伤骨科治疗学[M].长春:吉林科学技术出版社,2019.

[5]王建航.现代创伤骨科急救学[M].西安:西安交通大学出版社,2018.

[6]公维斌.创伤骨科常见病诊断与处理[M].上海:上海交通大学出版社,2018.

[7]李溪.骨科诊疗技术与应用[M].广州:世界图书出版广州有限公司,2020.

[8]周劲松,贺宝荣.骨科神经损伤学[M].西安:陕西科学技术出版社,2018.

[9]桂成艳.临床骨科诊治基础与技巧[M].长春:吉林科学技术出版社,2019.

[10]曹启斌.现代骨科规范化治疗[M].天津:天津科学技术出版社,2018.

[11]张海军.常见骨科疾病的诊断基础与技巧[M].赤峰:内蒙古

科学技术出版社,2019.

[12]陈丽君,陆萍,郑祺,等.骨科疾病健康教育手册[M].杭州:浙江大学出版社,2017.

[13]刘顺法.实用骨科疾病诊疗技术[M].长春:吉林科学技术出版社,2017.

[14]杜玉辉.实用骨科理论进展与临床实践[M].北京:中国纺织出版社,2018.